Anticípate a la menopausia,
disfruta mejorando
y conviértete en (casi) *top model*

ANA MORENO

Anticípate a la menopausia, disfruta mejorando y conviértete en (casi) *top model*

Club Morenusko para la MUJER MADURA con CLASE, JOVEN, BELLA, ALEGRE e ILUSIONADA

Editorial OB STARE

Puede consultar nuestro catálogo en www.obstare.com

Los editores no han comprobado la eficacia ni el resultado de las recetas, productos, fórmulas técnicas, ejercicios o similares contenidos en este libro. Instan a los lectores a consultar al médico o especialista de la salud ante cualquier duda que surja. No asumen, por lo tanto, responsabilidad alguna en cuanto a su utilización ni realizan asesoramiento al respecto.

ANTICÍPATE A LA MENOPAUSIA, DISFRUTA MEJORANDO Y CONVIÉRTETE EN (CASI) *TOP MODEL*
Ana Moreno

1.ª edición: febrero de 2023

Corrección: *M.ª Ángeles Olivera*
Maquetación: *Juan Bejarano*
Diseño de cubierta: *Enrique Iborra*

Edita: OB STARE, S. L. U.
www.obstare.com | obstare@obstare.com

ISBN: 978-84-18956-13-3
Depósito Legal: B-1.310-2023

Impreso en SAGRAFIC
Passatge Carsí, 6 - 08025 Barcelona

Printed in Spain

EXENCIÓN DE RESPONSABILIDAD

Decides incorporar las recomendaciones de este manual bajo tu propia responsabilidad y porque te encuentras en buen estado de salud.

El material de esta obra no puede ser considerado en ningún caso como diagnóstico, prescripción ni tratamiento. Se trata de material informativo y complementario a lo que haya prescrito el profesional competente en la materia.

Cualquier duda personal que puedas tener en relación a algún aspecto concreto de tu salud relacionado con el seguimiento de este manual, debes consultarla con tu médico o especialista en salud.

Ana Moreno no asume ningún tipo de responsabilidad derivada de tu elección de poner en práctica las indicaciones aquí facilitadas, ni realiza asesoramiento al respecto; su función es responder posibles dudas relativas al contenido de este manual a quien decida voluntariamente leerlo.

RECOMENDACIÓN DE ALTO VALOR

ESTE MANUAL NO ES PARA SER LEÍDO.

Los libros se leen, los manuales se trabajan.

ÉSTE ES UN MANUAL PARA SER SENTIDO Y APLICADO DESDE EL SENTIR.

BUSCA MOMENTOS DE CALMA PARA ESTUDIAR ESTE MANUAL.
HAZLO CUANDO PUEDAS, PERO HAZLO ASÍ.

SI SÓLO LEES EL CONTENIDO QUE SIGUE Y NO LO APLICAS, NO VAS A CONSEGUIR
EL OBJETIVO DE HACER DE LA MENOPAUSIA LA MEJOR ETAPA DE TU VIDA.

IMPLÍCATE Y CONCÉDETE LO MEJOR DE TI MISMA. ES PARA TI.

SI LO HACES ASÍ, TU BIENESTAR LLEGARÁ AL MENOS AL 98 % DE SU POTENCIAL.

¡YO TE ACOMPAÑO SIEMPRE!

¡BIENVENIDA A ESTA PRECIOSA AVENTURA!

Dedico este manual a mi padre,
que habita en el mundo de las almas,
así como a mi madre y mi Arielito.

Vosotros sois mi hogar.

Ana Morenini, 14 de febrero de 2023

LA CLAVE PARA SACAR EL MÁXIMO PARTIDO A ESTE MANUAL

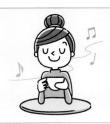

Te doy la bienvenida a este manual con todo mi cariño e ilusión. Has decidido tomar un camino entre otros muchos posibles. Y éste que has elegido te va a suponer un acercamiento a ti misma o ampliará aún más el que ya tienes. Esto favorecerá que puedas estar mejor en tu mundo, lo contrario que cuando te alejas de él o incluso te pierdes.

¿Qué es la felicidad? No hay una definición única. El Dr. Rojas, psiquiatra, afirma que «la felicidad es tener buena salud y mala memoria», indicando con ello que la felicidad es disponer de un estado físico y mental que te permite vivir la vida al nivel que tú decidas, a la vez libre de rencores y cargas del pasado que enturbian tus vivencias y, sobre todo, las relaciones presentes.

En mi Andalucía natal, cuando menstrúas, dices «que te has puesto mala con la regla». Y esta expresión yo no la he cuestionado hasta que cumplí 46 años, al asociar de manera inconsciente la menstruación con una especie de enfermedad, cuyo precio pagamos mensualmente las mujeres a cambio de la posibilidad de tener hijos y formar una familia.

Y recuerdo a muchas compañeras del cole a las que las llevaban a una salita, muy pálidas y retorciéndose de dolor, en aquellos primeros años tras nuestra menarquía o primera regla. Se pasaban ahí el día sin comer y tomando manzanilla, llenas de granos en la barbilla, porque «se habían puesto (muy) malas con la regla».

Si la regla era «ponerse mala», para pagar un precio por haber sido obsequiadas por la naturaleza con la capacidad de dar vida, aunque no todas las mujeres hayamos querido ejercerla, el fin de esta capacidad claramente nos resta valor como persona dentro de la sociedad. Una mujer que pierde su fertilidad ya no sirve tanto, ¿no?

La menopausia, o última regla, llegaba y te recordaba que habías perdido la capacidad de procrear y que, por tanto, había disminuido mucho tu capacidad para seguir siendo útil a la sociedad. Vaya, que tu valor se reducía. Y eso lo mostraba tu físico, que envejecía con rapidez, con síntomas casi incapacitantes a muchos niveles.

11

La única solución posible para poder seguir aportando valor a este mundo era cuidar de tus padres mayores o de un hermano enfermo, si es que no habías formado tu propia familia y te habías quedado, como se apodaba a estas mujeres, solterona.

O también ser abuela. Pagando el precio de tener que poner tu vida al sacrificio de otros, como ascendentes enfermos o niños pequeños llenos de brío, con los que cada vez tus fuerzas podían menos.

Así, una mujer menopáusica seguiría cumpliendo una función social, continuando, como hasta entonces, ocupada en darse a los demás, sin tiempo para su propia intimidad consigo misma. Intimidad de la que necesita mucho esta etapa y de lo que versa, en esencia, este manual.

Así fue la vida de mi abuela, que tanto me aportó, pero ¿tuvo ella tiempo para sí misma?

Porque es bonito y necesario darse. Todos necesitamos de todos.

Sin embargo, hoy en día, la mujer está casi al cien por cien incorporada al mercado laboral mientras continúa, en muchos casos, también al cien por cien, ocupándose de la casa y los hijos.

Y por ello, a mitad de su vida (recalco que he dicho a mitad y no al final), la mujer necesita hacer un parón, no sólo para recargarse, sino también para cambiar su manera de mostrarse al mundo, puesto que el cambio hormonal que sucede en esta etapa modifica también su química cerebral y transforma la psique femenina.

El hombre también cambia en este momento, y necesita estar más en casa con los suyos y descansar de toda la competitividad y el esfuerzo laboral, donde puso su mayor empeño, lo que pudo hacer a menudo gracias al apoyo incondicional de la mujer.

Antes, éste era el momento de ser abuela, y los cambios que se producen en el cerebro de la mujer durante el climaterio daban a luz esas abuelas afables que disfrutaban malcriando a sus nietos y haciendo travesuras con ellos, aun cuando de madres hubieran sido muy estrictas y firmes en sus enseñanzas.

Hoy en día, el climaterio empieza con sus cambios hormonales alrededor de los 45 años, de manera progresiva. Y la mujer, lejos de ser abuela, quizá es mamá de pequeños o de adolescentes, o incluso ni siquiera ha tenido hijos y sus padres ya no viven.

Por tanto, la función de abuela, cuya imagen asociamos con una mujer vieja que juega con sus nietos y aligera así la carga a los padres, ambos muy ocupados en sus profesiones, ha perdido (y perderá aún más en breve) su sentido.

En este momento evolutivo, el climaterio nos llega hacia los 45 y puede durar hasta los 58 años, antes de la edad de la jubilación. Se trata de una apasionante etapa, el final de la vida laboral de las mujeres que quieran jubilarse anticipadamente o cambiar de profesión, incluso iniciando algo nuevo que siempre han querido hacer.

Una etapa llena de potentes cambios en nuestra psique, acompañada de bastantes despedidas, tanto de ideas que ya no nos sirven como de personas, que dejan mucho espacio libre para rellenar a nuestro gusto con aquello que ahora cobra más sentido y valor para nosotras.

> El climaterio comienza sin darnos cuenta y, a la mitad de éste, llegará esa última regla, denominada menopausia, mientras el climaterio prosigue hasta acabar la etapa a la que da nombre.

Y la finalidad de esta etapa, la fase MEDIA de la madurez, hoy en día se nos revela con una claridad infinita. Tiene que ver con que la mujer consiga detener su ritmo, muchas veces frenético, para mirarse en profundidad, con valentía y admiración, utilizando los ojos del alma. Así, al poder verse como quien realmente es, con sus anhelos, sus nudos que hay que desatar, sus inseguridades, sus frustraciones y miedos, todos los logros adquiridos y sus grandes fortalezas… puede completar su sabiduría a todos los niveles.

Y, al mirarse y verse, hay muchas cosas que le irán saliendo del alma sin darse cuenta. Es posible que sienta la necesidad imperiosa de hacer algunos cambios, quizá difíciles, y se encuentre, además, en medio de una serie de síntomas, los propios de esta etapa, pero que no hay por qué vivir, pues no siempre acechan.

Estos síntomas que, a veces, irrumpen bruscamente y son vividos como incapacitantes, dificultando cualquier maniobra de cambio, que ya de por sí puede antojarse bastante compleja.

Pero en el período climatérico, tu biología no te abandona.

Grábatelo a fuego, porque esa queja automática que hacemos de nuestra biología desde cuando nos va mostrando los primeros síntomas del climaterio, aunque comprensible, indica una gran falta de comprensión.

Comprensión sobre el porqué y el para qué de lo que se está viendo a todos los niveles. Comprensión o luz sobre esta etapa vital de la fase media de la madurez como mujer, que es tan relevante o más para la persona, como lo fueron la niñez o la adolescencia.

Transitar por un cambio de esta índole a partir de los 45 no tiene nada que ver con la revolución hormonal de los 15 años y el proceso de esa etapa. Pero tu cuerpo, no tiene por qué aparecer como viejo o desgastado. No hay nada más interesante para un hombre que una mujer madura y segura de sí misma. Que sepa escuchar y comportarse en cada situación, con elegancia y cultura, con serenidad y comprensión.

Creando un clima mágico y misterioso donde cualquier arruga o un par de kilos de más se convierten en invisibles, disipados por el atractivo de quien se ha trabajado por dentro a consciencia y es capaz de amar las imperfecciones propias y, por tanto, las ajenas. Una persona pausada, risueña, disponible y alegre. Una mujer que vive con sencillez, teniendo como único objetivo agradecer la belleza de la vida y aportar lo mejor de sí misma a los demás.

Los cambios que se producen en tu cerebro, que provocan y captan tu mirada autorreflexiva hacia la vida que estás viviendo y hacia quien eres ahora y quien quieres ser cuentan con un grandísimo apoyo biológico que está en ti. Disponible al cien por cien.

Y se trata, precisamente, de este cambio hormonal, a cuyos síntomas dirigimos una mirada ciega que nos hace pensar que lo que llamamos menopausia es una enfermedad a combatir con fármacos, aunque éstos nos puedan causar daños graves.

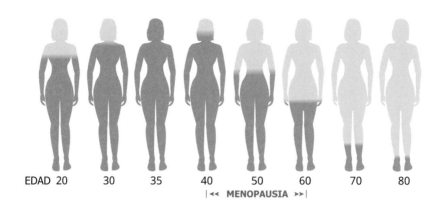

Nivel de hormonas estrogénicas.

Porque este cambio hormonal, además de lo que sientes a nivel físico, psicológicamente te conecta con tu intuición, y ésta es la que te guía, si la escuchas, durante el proceso.

Y cuanto más duros sean los síntomas, más te pide esa voz interior que la escuches, porque quiere que pruebes que al acercarte a ti misma te vuelves libre.

Ya no necesitas buscar, insegura o dudosa, fuera de ti. Encontrarás la serenidad, la paz y la confianza para emprender los cambios que necesitas hacer, tanto internos como externos, en tu propia sabiduría interior.

Quizá te haga falta ayuda en algún momento, y harás bien en pedirla, pero nunca más necesitarás depender de lo que te digan otras personas, cuyos enfoques y herramientas te pueden servir de guía y apoyo, pero en quienes no debes delegar al cien por cien tu salud física, mental y espiritual.

Con este manual, como con todos los demás, mi deseo es contribuir a que seas tu luz y tu faro gracias a esa conexión interior. Y que, con paciencia, confianza, apertura, aceptación y amor, puedas vivir esta etapa de tu vida con agradecimiento y con la paz que te aporta la comprensión del proceso.

Quizá estas líneas, tan profundas y nada más comenzar el manual, puedan abrumarte. Es muy posible que no alcances a vislumbrar qué pretendo ofrecerte. Pero no debes preocuparte, porque siguiendo el manual en el orden propuesto, todas las piezas encajarán y sabrás por qué y cómo hacer de la menopausia la mejor etapa de tu vida.

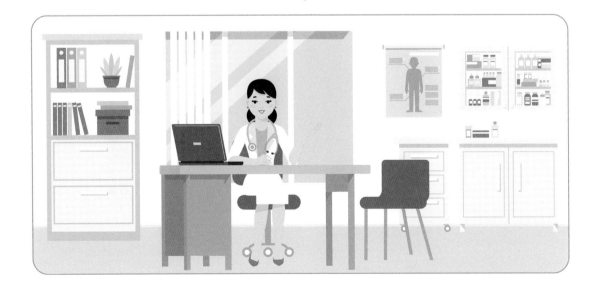

Tan sólo déjate llevar por mi mano, yo te cuidaré paso a paso. Y ahora, la pregunta del millón:

¿Puedo ir directamente a los capítulos que me interesen?
¿Es mejor ir leyendo y haciendo los ejercicios en orden?

A veces pensamos que los atajos sirven para llegar antes. Y por eso estarás tentada de ir al capítulo cuyo título más te interese, en lugar de estudiar el manual ordenadamente de principio a fin. *No lo hagas.* Si no estudias y haces los ejercicios en orden, no edificarás sobre pilares fuertes y no podrás comprender a fondo lo que te está sucediendo. Por tanto, no alcanzarás el objetivo del manual, que es hacer de la menopausia la mejor etapa de tu vida.

Ir por orden es lo que te abrirá la puerta al entendimiento del significado de los síntomas físicos y emocionales, y te proporcionará la pista para abordarlos desde el optimismo, la alegría y la amabilidad contigo misma.

También puede ocurrir que te frustres porque no consigas mejorar tus síntomas… y no sepas qué es lo que puede estar fallando, o bien que no puedas afrontar esta nueva etapa, poniendo en funcionamiento los recursos de los que dispones gracias a la vulnerabilidad de tu parte emocional.

Por eso, reitero mi recomendación de que sigas este manual por orden.

Así encontrarás las respuestas.

Por más prisa que tengas, por favor, concédete este regalo.

¿Cuál es tu objetivo? ¿Terminar el manual cuanto antes para pasar a otra cosa? ¿O transformar lo que sea necesario en ti o en tu entorno para hacer de la menopausia la mejor etapa de tu vida?

EJERCICIO N.º 1

Por favor, toma un cuaderno bonito, que quepa en tu bolso, y en el que te dé gusto escribir los diferentes ejercicios que voy a proponer en este manual.

Mis preferidos son los de la marca Moonster Products, que puedes encontrar en Amazon, pero esto es sólo una sugerencia; valdrá cualquiera que a ti te funcione y cuyo diseño te guste.

En este primer ejercicio voy a pedirte lo siguiente:

- Anota la fecha de hoy, en la cual comienzas el trabajo del manual.
- A continuación, escribe cómo te sientes ahora mismo, tanto física como anímicamente.

¿Hay algo que te preocupe especialmente? ¿Qué es?

- Detalla qué es lo que te ha llevado a inscribirte en este manual.
- Escribe, por favor, cuáles son tus expectativas con respecto a tu aprendizaje a partir de este manual.
- ¿Estás dispuesta a realizar los ejercicios e incorporar las recomendaciones que consideres que te pueden ayudar?
- Indica tu grado de compromiso con tu respuesta anterior del 1 al 10, siendo 1 el mínimo y 10 el máximo.
- Si tu grado de compromiso es menor a 8, pregúntate qué te falta para llegar a estar comprometida al cien por cien para darte un 10.
- Escribe qué puedes hacer para aumentar tu grado de compromiso hasta el cien por cien.
- ¿Estás dispuesta a hacerlo?
- Comienza este manual con un mínimo del 95 % de compromiso. Si no lo puedes alcanzar ahora, deja el dosier un poco en reposo, mientras reflexionas por qué tu compromiso no puede llegar al mínimo requerido.

Si necesitas ayuda, aquí me tienes con mucho amor dispuesta a servirte. Ya sabes mi email: ana@anamoreno.com

- Si tu compromiso es de un 9,5-10, ¡sigue adelante!

PRIMERA PARTE

LO QUE TIENES QUE SABER ANTES DE NADA

¡NO TE LA SALTES!

TEMA 1
SI NO ME EQUIVOCO, ES MUY POSIBLE QUE TE SIENTAS ASÍ

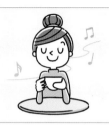

Como veremos en el siguiente tema, la menopausia es la última regla. Y, en realidad, decir que has tenido la última regla no explica más que el hecho de que ya no eres una mujer fértil.

Pero la menopausia se encuentra en medio de un período de transición, que dura entre 6 y 13 años, que se llama climaterio. Y si la menopausia tiene lugar, por lo general hacia los 50 años, es muy posible que ya desde los 45, empieces a notar algunos síntomas, aunque sea esporádicamente.

Muchas personas, como mi madre, dicen que ellas no notaron nada durante la mal llamada menopausia, pues en esta obra hago referencia a todo el proceso del climaterio. Pero la realidad es que no sabían que determinados síntomas correspondían al climaterio y no que pasaban «porque pasaban» o porque eran síntomas de vejez.

Por eso, es importante que sepas todos los síntomas que puedes empezar a tener desde los 45 años, o incluso antes, en los casos en los que se adelanta la última regla, tanto de manera natural como debido a otros tratamientos médicos o a un estilo de vida excesivamente estresante.

> Durante el climaterio, y debido a la oscilación y reconfiguración hormonal, lo que ocurre, que he comentado en la introducción, siendo directa y yendo al grano, es que el cerebro de la mujer cambia.

¿Y qué es lo que le ocurre a la mujer? Pues que se vuelve mucho más intuitiva y comienza a darse cuenta de muchas cosas que antes sencillamente no notaba o no era capaz de ver; cosas tales como asuntos pendientes con los demás, relaciones tóxicas, abusos, miedos, anhelos olvidados, sueños por cumplir, se recuerda o aparece una nueva vocación, etc.

Pero no es tan fácil. Hay algo que te pide el climaterio para que este cambio a nivel cerebral en ti como mujer pueda culminar con el resultado de que la menopausia (en realidad esta etapa que empieza y finaliza con el climaterio) se convierta en la mejor etapa de tu vida.

Si has sido más sensible a los síntomas premenstruales, si has tenido depresión posparto o si albergaste miomas en el útero, lo habitual es que los síntomas de la menopausia te golpeen más fuerte.

¿Mala suerte? No. En absoluto.

Ojalá hayas sido alumna de alguno de mis cursos, que iré reseñando a medida que toquemos determinados temas, pues para no repetirme, te referenciaré a ellos si deseas ampliar información.

En el curso de «Terapia Nutricional», enseño a observar los síntomas físicos que nos muestra el cuerpo, como mensajeros del alma, cuando algo no va bien.

> Ten en cuenta que el climaterio no es una enfermedad, sino un cambio de etapa vital.

Y que sus síntomas lo que te están indicando es que hay asuntos pendientes de resolver. La idea es que puedas culminar esta transición y convertirte en la mujer madura, fuerte, autónoma, segura de sí misma, creativa, alegre y con ganas de vivir, adonde quiera llevarte este período, a través del cambio que ocurre en tu cerebro, debido a los cambios hormonales.

> Pero el climaterio llega sin avisar.

Se cuela en tu vida en el momento en el que estés, con los asuntos que tengas entre manos, estés o no desbordada, en paz contigo misma o en absoluta desarmonía.

> Y así, sin avisar, empieza a mostrarte poco a poco una serie de síntomas físicos y emocionales, que incrementarán su intensidad si no los atiendes, y que provocarán que tú misma no te reconozcas en muchos momentos.

Que no entiendas a qué viene esa ira que sale de ti como si fueras un volcán en erupción, porque de pronto sientes con todas tus fuerzas que ya no quieres más una amistad determinada en tu vida; que te des cuenta de que algo ya no te llena más; que necesites más tiempo para ti, que nazca una nueva pasión por algo que nunca había llamado tu atención, etc.

Mientras que, a la vez, puedes estar dentro del grupo de mujeres que sufren, unas más que otras, sofocos, sudores nocturnos entre las tres y las cuatro de la madrugada e insomnio.

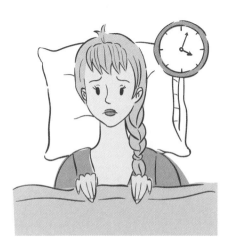
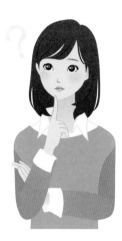

Y como en un círculo vicioso, esto hace que estés más irritable aún, y a veces hasta desesperada. ¿Desesperada por qué? Porque todo el mundo espera de ti que sigas haciendo lo mismo que antes, que no cambies, que pase lo que pase en tu cuerpo y en tu mente, no te quejes.

Y, sin embargo, en tu cabeza hay pactos no hablados o tareas asumidas que empiezas a sentir que deben cambiar ya.

Veremos cómo paliar los síntomas físicos y cómo facilitar a tu voz interior que se conecte con ese cambio que estarás experimentando a nivel cerebral. La idea es que puedas hacer todos los cambios que te pide esta etapa de transición hasta estar en coherencia interna.

EJERCICIO N.º 2

Por favor, toma tu bonito cuaderno de ejercicios y, sin pensar, escribe la respuesta que surja instantáneamente a la siguiente pregunta. No censures lo primero que salga de tu corazón, escríbelo y sácalo de dentro de ti.

- Anota la fecha de hoy. Siempre te pediré esto en cada ejercicio.
- A continuación, escribe qué sientes que debe cambiar en tu vida (tanto si piensas que puedes cambiarlo como si no) en las siguientes áreas:

Pareja. Familia. Amistades.
Trabajo y valoración profesional. Realización personal.
Autovaloración personal.

De nuevo, por favor, no censures lo que salga de tu corazón de manera instantánea; anótalo y sácalo de tu interior.

NOTA: Todos pensamos que hay cosas que son imposibles de cambiar. A finales de 2020, el año del inicio de la pandemia de la covid19, salió a la venta el curso «Manual Mágico de Manifestación de Deseos».

Sufrí muchos bloqueos y me vi obligada a detenerme un tiempo y enfocarme en cambiar mi vibración energética, pues estaba muy triste por la muerte de mi padre por coronavirus y, poco después, por la de mi gato preferido por un accidente veterinario, y ese estado no iba en consonancia con la base que hace que funcionen las enseñanzas de ese manual.

Cada día, cuando comienzo a trabajar, me hago el firme propósito de ofrecer a mis alumnos lo mejor de mí. Y en ese momento aún no podía sintonizar con mi intención. Tras recomponerme, acabarlo y vender las unidades que saqué a la venta, un par de meses antes de que finalizara 2020, se produjeron «solos» una serie de milagros en mi vida, unos siete u ocho, uno tras otro, que pensaba que eran imposibles. Tanto era así, que los quería, claro está, pero nunca se los pedí a mi yo infinito, dado que, en mi mente, eran imposibles.

Por ese motivo, no censures lo primero que salga de tu corazón; anótalo y sácalo de tu interior. Yo sé que los milagros ocurren, porque han ocurrido en mi vida, y, por tanto, suceden para todos. Trata de enfocarte en tener un estado de ánimo amoroso, deja que la ley del crecimiento opere, y persiste y confía, confía mucho.

TEMA 2
¿QUÉ ES LA MENOPAUSIA Y QUÉ SÍNTOMAS PRESENTA?

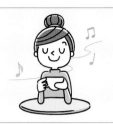

Este tema es más denso que los demás de esta guía. Quizá te cueste un poco leerlo o te interese menos si ya eres una mujer posmenopáusica. Sin embargo, es un tema realmente revelador, porque hablamos mucho de la menopausia, pero la mayoría desconoce el significado exacto de los diferentes términos en los que se subdivide el ciclo sexual de la mujer. Llamamos menopausia a lo que no lo es, y es importante saber de qué estamos hablando.

Veámoslos, a continuación, en el orden en el que se viven:

- *Menarquia.* Es el nombre que recibe la primera regla que tiene una mujer, que normalmente ocurre entre los 9 y los 12 años, la edad de la *pubertad*. La mujer comienza su ciclo sexual, con menstruaciones mensuales hasta la última de ellas, que es la menopausia.

Cada mes se liberará un óvulo, que, a través de las trompas de Falopio, llegará al útero, que lo recibirá preparado para una posible implantación, si es que éste es fecundado por un espermatozoide. Así comenzará un embarazo.

En este ciclo sexual de la mujer, se verán implicadas tres hormonas sexuales: los estrógenos, la progesterona y los andrógenos.

- *Climaterio.* Esta etapa de transición dura entre 6 y 13 años (aunque algunos autores indican que entre 5 y 10), en medio de la cual tiene lugar la menopausia. Comienza alrededor de los 45 años y podría durar hasta los 58, dependiendo de la mujer.

Como ves, lo que comúnmente llamamos menopausia es el climaterio, y se refiere a una etapa completa de la vida, no a un suceso puntual o aislado. Es decir, que es un período vital como podría ser la adolescencia, que tiene lugar entre los 12 y los 18 años, o la juventud, entre los 15 y los 26, más o menos, que, como ves, se solapan.

El climaterio es una etapa de la vida que tiene lugar a la mitad de la adultez. La adultez es una fase larga, que se inicia a los 27 años en su etapa temprana.

Esta etapa temprana llega hasta los 40 años, y es en la adultez media, que va de los 40 a los 65 años, donde se inserta el período del climaterio, que, recordamos, suele ir de los 45 a los 58 años.

La adultez tardía, que no vejez, va de los 65 a los 72 años. Y aquí, en la etapa que va de los 65 a los 67 años, es cuando muchas personas se jubilan. Lo interesante es que más o menos el climaterio puede acabar al final de la década de los 50 años, dependiendo de cada mujer, en la adultez media. Y por eso no podemos considerar hoy en día, a punto de acabar el primer cuarto del siglo XXI, que la vejez se inicia a los 65 años, como se pensaba antes. Lo que comienza a los 65 años es la adultez tardía, que ya no es objeto de este libro, aunque tal vez en otras formaciones hable de ello.

Quizá en la década de 1950, cuando la esperanza de vida de una persona era de 63 años, cobraba todo el sentido, pero si hoy en día se espera que una mujer que no haya padecido cáncer ni enfermedades cardiovasculares a los 50 puede llegar a vivir hasta los 92 años… resulta evidente que a los 65 años se encuentra en su adultez tardía y no en la etapa de la vejez. La vejez comenzaría a partir de los 72 años, y a las personas que superan los 90 se las denominaría grandes ancianos.

Como decía, no es materia de esta obra entretenerme en las fases posteriores a la adultez media, pero no cabe duda de que, según cómo se viva ésta, se podrá predecir el estado físico y emocional que se manifestará en las siguientes etapas.

> Sentirse joven es una vivencia absolutamente independiente de los años cumplidos e incluso del aspecto físico y posibles achaques.

Las clasificaciones anteriores, por tanto, se utilizan sobre todo a efectos estadísticos. Lo que me gustaría dejar claro, como he venido ilustrando en las líneas precedentes, es que el climaterio es una etapa que comienza casi al principio de la adultez media y que termina antes incluso del inicio de la etapa de la adultez tardía. Por tanto, queda claro que el final del climaterio, es decir, de toda la etapa menopáusica, más o menos a los 58 años de edad, se encuentra dentro de la adultez media. Sin ánimo de ser demasiado repetitiva, termino indicando que, para llegar a la vejez en términos estadísticos, pues la actitud de cada una la puede retrasar, aún quedarían unos 14 o 15 años. El climaterio es un período muy largo de la vida. Una etapa más.

- *Premenopausia.* Es la primera parte del climaterio, y dura entre 3 y 5 años. Quizá desde los 45 a los 48 o a los 50 años, según la mujer. Aquí ya se empiezan a observar algunos desajustes, porque ya están ocurriendo cambios hormonales, y comienza el descenso de la función ovárica. Por ejemplo, estos desajustes podrían incluir la irregularidad en las reglas, el aumento o la disminución de los sangrados, el insomnio, los cambios de humor, la nube mental, dolor o sensibilidad en los pechos y la aparición de miomas uterinos de índole benigna.

Las menstruaciones muy abundantes suelen darse cuando el nivel de estrógenos es normal o elevado, pero el de progesterona es demasiado bajo por falta de ovulación, ya que en este período a menudo tienen lugar las llamadas reglas anovulatorias. También pueden ser causa de ellas la situación de los posibles miomas dentro del útero. Ambas cosas me sucedieron a mí a los 44 años, pero a la vez conecté muy fuertemente, sin buscarlo, con mi desarrollo intuitivo y creativo, que se acentuó al seguir una alimentación muy baja en carbohidratos, de lo que hablaremos más adelante.

Una de las decisiones que tomé en firme –mucho antes de que acabara 2019, es decir, no relacionada con la covid19– fue poner en venta mi hotel rural La Fuente del Gato, donde había realizado muchísimos cursos residenciales durante diez años. ¿Por qué lo hice? Ni idea. Fue un acto que respondió a una llamada interior muy firme y que no sabría explicar, pero, desde luego, en todo el tiempo que el hotel estuvo en venta no pude estar más segura, tranquila y convencida de que mi ser me pedía cerrar esa etapa, aunque hubiera sido preciosa y la gente me preguntara siempre: «¿No te da pena?». Nunca me dio pena vender un lugar que erigí yo misma de la nada a partir de un solar. Y era un sitio lleno de detalles, que albergaba recuerdos preciosos. Pero sentí que la decisión me aportaría salud y felicidad en mi momento vital. Por tanto, agradecí y solté, sabiendo que la venta sucedería, como explico en el *Manual mágico de manifestación de deseos*, cuando hubiera culminado el trabajo interior requerido para dicho evento, porque es necesario que la ley del crecimiento opere en cualquier proceso de manifestación.

El desajuste físico más preocupante en este período, sufrido por hasta un 25 % de las mujeres, es un trastorno denominado hipotiroidismo, que estudiamos a fondo en mi curso de terapia nutricional. Porque cuando los niveles de estrógenos y progesterona no se encuentran equilibrados, se puede obstaculizar la acción de la hormona tiroidea, que pierde eficacia.

Muchas veces se trata de un hipotiroidismo subclínico que no puede verse en una analítica. Y precisamente por eso hay que cuidar el descanso y no tirar en demasía de las glándulas suprarrenales productoras de la hormona DHEA, así como disminuir la glucemia en sangre. De este modo podremos normalizar los niveles tiroideos.

Se trata de una enfermedad autoinmune, que se suma a los demás síntomas propios de esta transición, que veremos en el apartado siguiente, y que complica todo el cuadro aún más. Por si fuera poco, cuando una persona padece una enfermedad autoinmune, tiene un 30 % más de probabilidades que el resto de las personas de padecer otra patología también de tipo autoinmune.

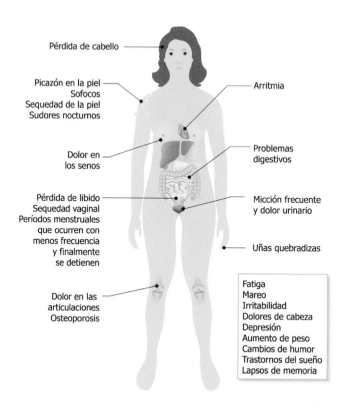

Síntomas de la menopausia.

A veces, la causa de este hipotiroidismo subclínico no es tanto el desequilibrio entre las hormonas sexuales, sino un estado de ánimo depresivo, que puede estar asociado a los cambios que se quieren hacer a un nivel muy íntimo, y que incluso, si no estás conectada contigo misma, puedes desconocer. Por eso, si no has hecho aún el ejercicio n.º 2 del tema anterior, no lo dejes pasar. Porque te aportará información muy valiosa, y quizá incluso hasta desconocida para ti.

Si sospechas que padeces hipotiroidismo subclínico, una pista puede ser tener un bloqueo en la garganta. Este nudo suele responder a tener que callar sin poder decir lo que necesitas y quieres comunicar, porque algo externo a ti te lo impide. O porque ya lo has hecho y no ha servido de nada. En ese caso, es clave analizar tus relaciones personales.

En mi caso particular, un buen día sentí que debía «romper» con una amiga con la que tenía una relación estrecha desde hacía más de veinte años. Porque con la comprensión de la que te dota el proceso en el que se enmarca la menopausia y que vamos a estudiar más adelante, pude notar algo que muchas otras personas veían perfectamente desde hacía tiempo, pero que yo misma no detectaba.

Quise hacer una ruptura formal, como la que haces con un novio, en lugar de darle largas y evadirla. Estoy segura de que esta decisión de expresarle lo que pensaba y cómo me sentía ha repercutido de manera favorable en mi salud. Aunque ella se enfureció, su reacción no me afectó lo más mínimo, porque estaba siendo fiel a mí misma, a la vez que educada y respetuosa. Y, por cierto, cada vez que me acuerdo de la decisión que tomé, más me alegro de haberlo hecho.

Imagino que ya vas viendo la importancia de cuidarte aunque te sientas aparentemente bien y tengas sólo 45 años. No se trata de preocuparse, pero sí de ocuparse de un período en el que vas a entrar y cuyo proceso debes conocer bien. Puedes estar tranquila, estás en el sitio correcto para aprenderlo. Y mis otros cursos que verás en mi web complementan el aprendizaje que aparece en este libro.

- *Primera Perimenopausia o perimenopausia en su fase anterior a la última regla.* Este período inmediatamente anterior a la menopausia, que dura alrededor de un año, es una etapa en la que se agudizan los síntomas que ya se han empezado a manifestar con la premenopausia.

Tendremos otro período similar, también de un año de duración, tras la menopausia, aunque los síntomas serán casi imperceptibles. Esta transición tiene que ver con los cambios que se producen en nuestro cerebro, así como con el descenso, sobre todo, de los estrógenos. Pero muchas mujeres también tienen descensos acusados en los niveles de progesterona, que es la hormona que causa muchos de los síntomas más molestos de este período, por ejemplo, las cefaleas, la irritabilidad y los sofocos.

Esto es así porque la progesterona tiene la capacidad de transformarse en estrógenos para paliar su descenso. Pero si se reducen ambos, esta trasformación no puede darse porque no hay ni estrógenos ni progesterona. De hecho, la progesterona se puede transformar en estrógenos para aliviar incluso el posible dolor de pecho que pueda deberse a problemas cardíacos, como la angina de pecho, en enfermas del corazón que se encuentren en esta etapa.

Un suplemento de progesterona natural, como el que podemos encontrar en el ñame silvestre, puede producir grandes alivios. Más adelante hablaremos de los mejores suplementos naturales en esta etapa, pero ten presente la importancia vital de mantener unos niveles adecuados de vitamina D, minimiza los carbohidratos de la dieta (sobre todo los refinados) y acostúmbrate a caminar cada día si no haces nada de ejercicio.

Cuando se está a punto de tener la última regla, a la que denominamos menopausia, que es la etapa siguiente a ésta, se produce un cambio en la mujer tan profundo, no sólo a nivel hormonal, sino también cerebral, que involucra sus dimensiones física, mental y emocional.

No sólo intensifica muchísimo la intuición de las mujeres, sino que ahora se siente un impulso creativo mucho más fuerte que nunca. En este momento, si la mujer no atiende a lo que hay en su interior, si reprime sus deseos y sueños más íntimos, lo pasará mucho peor con los síntomas menopáusicos, porque el cuerpo no se callará.

Asimismo, si no se siguen las intuiciones naturales y las ganas específicas que empujan a hacer algo, por raro que parezca, se está predispuesta a padecer problemas de salud a lo largo del camino.

Si se comprende que los síntomas físicos propios del climaterio, por más molestos que sean, son una ayuda para la felicidad casi inmediata y posterior, se sabrá que…

El objetivo del climaterio es vivirlo de verdad, sin tenerle miedo y sin tratar de suprimirlo como si fuera una enfermedad en lugar de una etapa más de la vida que nos hará crecer como seres humanos.

Y, además, una misma disfruta de la persona en quien se va a convertir. Le dará el valor para cambiar creencias ya anticuadas y comportamientos que frenan ante la posibilidad de crear una nueva vida que implique cambios pequeños o grandes, pero que traiga la dicha que corresponde a las almas sabias, así como abundancia ilimitada y salud vibrante.

- *Menopausia.* Constituye la última regla de la mujer, del mismo modo que la menarquia fue la primera. Para que dicha regla sea considerada la última, ha de transcurrir por lo menos un año de **amenorrea**, es decir, de ausencia de menstruaciones.

La amenorrea está causada por la caída en los niveles de las hormonas sexuales femeninas que produce el ovario: los estrógenos y la progesterona.

Puede producirse desde los 45 hasta los 50 años, más o menos, siendo lo más frecuente entre los 49 y los 50 años, aunque hay menopausias muy tempranas, a los 40 años, y también tardías, hacia los 58.

Y aunque es el momento en que acaba la fase reproductora de la mujer, que empezó con la menarquia o primera regla, en realidad…

Es el momento en el que la mujer, que ha estado gestándose a sí misma con los dolores físicos y emocionales que ha padecido en el climaterio, se da a luz a sí misma por segunda vez en la vida en un estado de renovación.

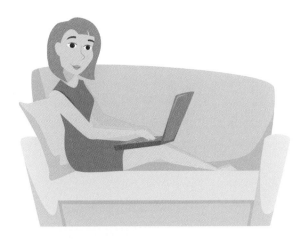

Si ha conseguido mirar a sus fantasmas cara a cara y llorarlos, deshacer nudos, eliminar lo que sobra de su vida y dejarse sitio para sí misma y sus nuevos intereses, cuando se mire al espejo se gustará e irradiará un atractivo especial que los demás notarán, se sentirá mucho más joven y sabrá que la esperan sus logros más importantes de la vida a la vuelta de la esquina.

Quizá no parezca sencillo, pero no hay que pretender conseguir todo lo anterior en un día, por eso se trata de una etapa que dura años. Y un pasito detrás de otro, día tras día, puede recorrer una enorme distancia.

UN CASO CLÍNICO: menopausia a los 40 años

Tengo 54 años y mi última regla se presentó a los 40 como consecuencia de una anorexia que padecí. No me enteré de la menopausia, ni en cuanto a aumento de peso, en sofocos o en las subidas y bajadas de ánimo más allá de las que proceden del alma cuando se está conquistando la consciencia. Con esto quiero decir que, aunque he tenido cambios en mis estados de ánimo, los achaco a una falta de alineación con mi ser.

Cuando se toma consciencia de esto hay que ajustar y salir de la zona de confort en la que se está, aunque ésta haya sido fuente de sufrimiento. Cambiar la mirada sobre una misma y sobre lo que nos rodea implica cambios: personas, creencias, aparecen resistencias y éstas traen sufrimiento.

Me apoyé en la meditación y el yoga. Me hice responsable de mi sanación física y emocional, y busqué ayuda de acuerdo con mis creencias para atreverme a saltar al vacío. Hacerme preguntas y buscar respuestas en lugar de dar por sentado el campo de creencias social fue de gran ayuda y me llevó a estudiar naturopatía y ayurveda.

Como me tenía a mí misma como paciente, vivenciar e integrar estas formaciones implicó un trabajo muy profundo que fue mucho más allá de un aprendizaje conceptual. Esto me llevaba a hacer mis tomas de consciencia. Y así, la transformación interna se fue produciendo en equilibrio gracias a tratamientos naturales, muy completos, equilibrando tanto los síntomas del cuerpo y su origen en el físico, como también los del alma, a través de plantas, extractos, homeopatía, flores de Bach...

La visión anoréxica de mí misma me acompañó durante algunos años conviviendo con la llegada del climaterio. Fue de utilidad llevar una buena alimentación; de manera natural estaba acostumbrada a ingerir alimentos reales, no precocinados. No tomaba leche, comía poco, y consumía muchas verduras y poca fruta.

Habitualmente lo que ingería no era tóxico; sí lo era mi relación con la comida a nivel mental, ya que pensaba en calorías y en kilos. Mi cuerpo siempre ha sido muy sensible, y cuando comía algo no saludable, me hacía daño. Era la «enfermiza» de la familia. Después descubrí que era muy sensible a los tóxicos y que mi cuerpo, que era sabio, me avisaba de inmediato.

No me tomé pastillas. Cuando empecé a sanar, me di cuenta de que necesitaba parar, reconstruirme, llorar... Estaba agotada. Eso suponía una baja laboral. A nivel oficial es un cuadro llamado depresión, que se trata oficialmente con pastillas.

Recuerdo que le pregunté a la médica para qué eran las pastillas que me recetaba. Su respuesta (imagino que como protocolo médico) fue «para no pensar», y no la sentí válida para mí. Necesitaba entender qué me estaba pasando, su causa, aprender a gestionarlo; no quería que me viniera el dolor de golpe cuando dejara el tratamiento.

Tampoco seguí el tratamiento hormonal propuesto por el ginecólogo. Entiendo que este tratamiento era, y quizás siga siendo, otro protocolo médico: si no tienes la menstruación hay que medicar, especialmente a los 40.

Le comenté que no quería seguir una terapia hormonal sustitutiva, ya que según tenía entendido, un porcentaje de mujeres que tomaban estas hormonas sintéticas acababan desarrollando algún tipo de cáncer. Su respuesta fue: «El estudio se ha hecho con mujeres a partir de los 50, no hay estudios de esta incidencia en mujeres de tu edad». Le contesté: «Mi intuición me dice que entonces, si empiezo diez años antes que la mayoría de las mujeres, pues...». Imagino que le resulté incómoda. El hombre acabó diciéndome: «Bueno tú verás, pero entonces toma soja, pero de farmacia». Tampoco la tomé, pero esto él no lo supo.

Viví el climaterio antes de lo habitual. Me seguía sintiendo y viendo joven. Tendría unos 44 o 45 años. Estaba todavía muy confundida, con muchos desequilibrios y a muchos niveles. Descubrir quién eres de verdad, no lo que los demás dicen que eres, lo que quieres para ti y no lo que se espera que seas, resetear tu campo de creencias me llevó su tiempo: hay que reajustar, actualizar a tiempo presente. Diría que esto es una conquista diaria para toda la vida. En este tiempo no me valía lo viejo, pero no tenía lo nuevo. Además, no me amaba... y si una no se ama, no puede amar realmente. Buscaba fuera lo que sólo una se puede dar, y se convierte en mendiga atrayendo a su vida más de lo mismo. Ha habido muchos coletazos después, recordatorios de mi alma para seguir poniendo consciencia. Llegar a disfrutar de la comida y olvidarme de la báscula llevó su tiempo. Creo que el click para pasar de una vida en blanco y negro a llenarla de color fue el yoga y todo lo que trajo a mi vida.

Actualmente siento... agradecimiento a todo lo que la vida me trajo y me trae.

Sé que la vida, a veces, trae dolor, pero que sólo sufro cuando me resisto, y que cuando me resisto, enfermo. Que la vida es lo que es, no lo que yo quiero que sea, y que cuando vivo alineada con mi ser, se da lo que se tiene que dar, de manera mágica, sin esfuerzo. Que cuando hay lucha, no hay amor. Que la respiración consciente y el silencio meditativo me llevan al agradecimiento y al amor, aliados en el camino de la consciencia. Que el amor de la vida se expresa de forma sencilla en la naturaleza, y que ésta me nutre el alma. Que la creatividad en sus múltiples formas es la expresión del alma. Que para amar a otros me tengo que amar primero a mí, y que sanar mi relación con la comida fue el primer acto de amor conmigo misma. Que las conquistas individuales conscientes, dado que todos somos uno y estamos conectados, al ponerlas al servicio de los demás, se convierten en conquistas del colectivo, nutriéndonos todos de ellas.

- *Segunda perimenopausia o perimenopausia en su fase posterior a la última regla o menopausia.* Se llama así el período justo después de la última regla. Este momento es el posterior a la menopausia. El tiempo total en el que tiene lugar la perimenopausia, que ocurre justo antes y justo después de la menopausia, es de alrededor de 1 a 2 años. Es decir, que comienza más o menos un año antes de la menopausia y termina alrededor de un año después.

Ahora la mujer podrá confirmar que, en efecto, ya tuvo su última menstruación y que, por tanto, es una mujer menopáusica, lo que biológicamente significa estéril.

La magia de esta situación hace que la energía maternal se vuelva hacia una misma, para que así podamos ponernos en primer lugar y nos ocupemos primero de nosotras, quizá por primera vez en la vida.

- *Posmenopausia.* En esta fase, ya ha transcurrido más de un año tras la menopausia o última regla. Ha concluido la perimenopausia.

En la posmenopausia puede aparecer alguna hemorragia esporádica, a la que llamaríamos *hemorragias posmenopáusicas.* Esta etapa suele extenderse unos cinco años, aunque a veces incluso hasta diez, con lo que termina el período del *climaterio.* Después de la menopausia necesitamos menos horas de sueño. En este momento nos encontramos con la mujer madura, libre, satisfecha, realizada y que conserva su sentido del humor y sus ilusiones, que dio a luz a todo el proceso.

Si suponemos que una mujer presenta su última regla, es decir, la menopausia, a los 50 años aproximadamente, podríamos calcular que la etapa posmenopáusica y el climaterio pueden finalizar más o menos de los 56 a los 60 años. Y esto significa que, obviamente, la llegada del climaterio, con todas sus etapas, están bastante lejos de lo que consideramos vejez, como ya se ha visto.

> Tener la menopausia, por tanto, no es hacerse vieja. Los síntomas, a veces realmente difíciles, que se viven, se pueden mitigar perfectamente, como se va a comentar en esta obra.

Pero lo bueno, si tienes 40 años, es ir preparándote para el climaterio, porque establecerás unos hábitos mucho más sencillos de introducir ahora que después, además de más eficaces. El cuerpo, al final del climaterio, ya ha aprendido a vivir en armonía con su nuevo sistema de apoyo hormonal. Y nosotras podemos contribuir al proceso desde antes incluso del climaterio, durante la madurez temprana.

Hoy en día, incluso tras la jubilación, que ahora, en la mayoría de los casos, tiene lugar entre los 65 y los 67 años, las personas conservan sus capacidades físicas, psíquicas y cognitivas en perfecto estado y mucho más allá de los 65 o 67 años. Tras el climaterio y la adultez tardía, que va de los 65 a los 72 años, cada mujer envejecerá a una edad diferente, y, dentro de cada vejez, cabe distinguir distintas etapas.

Por otra parte, sentirse joven es una vivencia que nada tiene que ver con los años que se hayan cumplido. Así que puedes olvidarte de entrar en la categoría de vieja por haber acabado la etapa del climaterio, que engloba el final de lo que coloquialmente denominamos menopausia y que ahora sabemos que no es más que el nombre de la última regla.

La vejez no depende de este factor, ni tampoco de tu edad. La vejez depende de tu espíritu. Según te sientas por dentro, serás todo lo joven o vieja que elijas ser. Y recalco bien: que elijas ser. Porque aunque no seas capaz de conseguir lo que has elegido, para eso está la ayuda de los demás, que puedes destinar tanto a tu estado físico como emocional.

EJERCICIO N.º 3

Observa el esquema de la página siguiente. Toma tu bonito cuaderno de ejercicios y, tras lo estudiado en este tema, anota a continuación:

- La fecha de hoy.
- La etapa del climaterio en la que crees que te encuentras.
- Explica por qué crees que estás en esa etapa y dos cosas que se te ocurran que puedes hacer desde hoy mismo para sacarle el máximo partido.

En resumen, en la etapa sexual de la mujer, nos encontraremos los siguientes ciclos:

- *Menarquia,* que corresponde a la primera regla y tiene lugar entre los 9 y los 12 años.
- *Ciclo menstrual mensual,* que se inicia tras la primera regla y que durará hasta la menopausia o última regla. Es el período en el que la mujer es fértil.
- *Climaterio,* dentro del cual, nos encontramos las siguientes etapas:

  - *Premenopausia.* Es la primera parte del climaterio, y dura entre 3 y 5 años. Quizá desde los 45 a los 48, o a los 50, según la mujer.
  - *Perimenopausia (antes de la menopausia).* Este período inmediatamente anterior a la menopausia, que dura alrededor de un año, es una etapa en la

que se agudizan los síntomas que ya han empezado a aparecer en la premenopausia.

— *Menopausia.* Constituye la última regla de la mujer, del mismo modo que la menarquia fue la primera. Para que dicha regla sea considerada la última, ha de transcurrir por lo menos un año de *amenorrea*, es decir, de ausencia de menstruaciones.

— *Perimenopausia (después de la menopausia).* Se llama perimenopausia el período justo a continuación de la última regla. Este momento es el posterior a la menopausia, y también dura un año. En este año ha de existir *amenorrea,* es decir, ausencia de menstruaciones. Si esto es así, pasamos a la siguiente fase; si hubiera alguna menstruación, aún nos encontraríamos en la primera perimenopausia (por lo general, no se llama primera o segunda perimenopausia, sino perimenopausia a secas. Aquí las denomino primera y segunda tan sólo con una finalidad didáctica).

— *Posmenopausia.* En esta fase ya ha transcurrido más de un año tras la menopausia o última regla. Ha terminado la segunda perimenopausia. En la posmenopausia puede aparecer alguna hemorragia esporádica pasado el primer año de amenorrea o ausencia de regla. A este sangrado le que llamaríamos *hemorragia posmenopáusica.* Esta etapa suele extenderse unos 5 años, aunque a veces incluso hasta 10, con lo que termina el período del *climaterio.*

TEMA 3
CONOCE BIEN LOS SÍNTOMAS Y LO QUE IMPLICAN

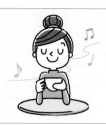

Los principales desajustes que presenta una mujer en la menopausia son causados por el cese normal de la función ovárica y la caída de los niveles hormonales, sobre todo de estrógenos, que pueden mermar en mucho su calidad de vida:

- *Al comienzo del climaterio.* Primero se notan los cambios en la regularidad y duración de los ciclos menstruales. Hacia los 45 o 46 años, es habitual su menor duración, como se ha mencionado en el tema anterior.

Después, lo normal es empezar por los sofocos, sobre todo cuando nos acercamos a la etapa siguiente, la perimenopausia. No les ocurre a todas las mujeres, y aunque pueden persistir alrededor de 5 años, su intensidad y duración disminuyen bastante a medida que transcurre el tiempo.

Por supuesto, contamos con la enorme ayuda que nos proporcionan los suplementos naturales que veremos más adelante. Pero, de momento, hay que tener paciencia. Este es el último momento que nos regala la vida para cuidarnos tanto física como emocionalmente, y lo digo de este modo porque, si no cambias tu estilo de vida ahora (mejoras tu alimentación, la higiene del sueño y el descanso, instauras una rutina de ejercicio, empiezas a conectarte con tu interior y permites espacios de silencio para que tu intuición te hable y le hagas caso…), vas a pasar por unos años en los que los síntomas se agudizarán.

La razón, como habrás intuido, es gritarte con más fuerza que mires bien a los ojos de tu alma, que conectes con quien de verdad eres, y que arregles todo lo que has dejado pasar o que has tapado cuando tenías demasiados frentes abiertos, para poder seguir adelante con tu vida de un modo más liviano.

En este momento es realmente importante el cambio en la dieta.

En este manual, proporcionaré bastantes sugerencias, pero recomiendo encarecidamente realizar mi curso «Transforma tu alimentación en 40 días con el Método Morenini» si no lo has hecho ya (en ese último caso, vuelve a hacerlo e impleméntalo), porque te llevará por un viaje amoroso de 40 días que te ayudará poco a poco en el cambio de alimentación, a la vez que favorecerá que vayas profundizando en lo que siente tu corazón a través de ejercicios específicos destinados a ello.

Otro tema importante para iniciar el climaterio con buen pie es observar si las personas que están en tu entorno son las que suman, o si estás manteniendo relaciones que te frenan, restándote más energía de la que te proporcionan. Toma consciencia de ello y pregúntate por qué.

Anota las duraciones de las reglas cada mes, el tiempo que transcurre entre ellas, así como si tienes menstruaciones más abundantes o dolorosas y en qué día del ciclo ocurre. No estaría de más que te sometieras a una revisión ginecológica por si tienes en el útero un mioma pequeño que se pueda extraer vaginalmente de manera ambulatoria. Si es así, mi recomendación es que lo hagas lo antes posible, a la vez que analizas qué posible mensaje albergaba ese mioma.

- *En la perimenopausia.* El año anterior a la última regla es el peor. Especialmente si en los años previos no has comenzado a cuidarte y a hacer cambios en tu estilo de vida, además de ir solucionando esos asuntos pendientes que tu inconsciente de manera intuitiva te va a revelar con claridad.

Puede que experimentes síntomas más agudos, como sofocos, sudoración nocturna, insomnio, taquicardias, dolor de cabeza, dolor articular y muscular, osteopenia u osteoporosis, aumento en los niveles de colesterol y triglicéridos, piel fina que cicatriza peor, sequedad, picor y dolor vaginal, pérdida de la libido, incontinencia urinaria y tendencia a las infecciones de orina y cistitis, dolor de mamas, aumento de peso e inflamación, malas digestiones, caída del cabello, mareos, dificultad para concentrarte, mala memoria a corto plazo, hormigueos en las extremidades, agotamiento y desgana, ansiedad, emociones tormentosas y rabia, cambios de humor y estado de ánimo agresivo y depresivo.

Menudo panorama, ¿no te parece? Pues esto es lo único que ven desde fuera la gran mayoría de las mujeres que se acercan a este período, sin ser conscientes de la magia que lo envuelve. Espero que tú lo estés comprendiendo y celebrando. Porque, además, no hay que olvidar que todo esto irrumpe en medio de la vida, sea como sea la tuya. Puesto que es posible que ya estés enferma, tengas alguna dolencia de índole crónica, o, peor aún, autoinmune, como he comentado en el tema anterior al hacer referencia al hipotiroidismo.

Te sugiero eches un vistazo a mi curso de «Terapia Nutricional», que no sólo busca un cambio en la nutrición óptima para sanar diversas patologías, como podría ser el hipotiroidismo, sino que es un curso integral en el sentido de que intenta la sanación total de la persona, incluyendo, por supuesto, su bienestar físico, pero también anímico y emocional.

Además, con él, formo a terapeutas nutricionales, y puede que esta profesión coincida con una nueva vocación para ti o un sueño que no pudiste culminar en el pasado.

Quizá, como decía, cuando irrumpan con fuerza algunos o muchos de los síntomas tan intensos de la perimenopausia, tengas otros problemas normales de la vida, que, además, se complican al encontrarte tú misma tan mal (aunque insisto en que no siempre se dan todos los síntomas anteriores). Me refiero a que, justo en ese momento, puedas tener problemas de índole laboral o económica; o estés enganchada a malas relaciones que no consigues soltar; o estés procesando un duelo; o tengas que cuidar de alguien… Mil cosas que pueden estar pasando a la vez, que suman o pueden restar dificultad a los síntomas de la perimenopausia, según elijas entenderlos y vivirlos.

Los síntomas verdaderamente importantes (y con esto va a cambiar la dinámica del manual y se va a volver positiva y esperanzadora) son los que voy a comentar ahora y en el tema siguiente, y que dependen del descenso enorme de la producción estrogénica.

Debes tenerlos muy presentes porque pueden comprometer tu vida. Si los conocemos de antemano, los vamos a prevenir ya, te encuentres al principio, en medio o al final del climaterio.

Sintomatología más importante, que puede (o no) presentarse en el climaterio

- *Aumento de la presión arterial.* Tendrás que aumentar la cantidad de potasio en tu dieta, lo que implica comer más verduras verdes, y no sólo plátanos.
- *Problemas de índole cardiovascular que pueden acabar en infarto.* Tendrás que minimizar la ingesta de hidratos de carbono, sobre todo refinados, así como de grasas dañinas (grasas trans, hidrogenadas, aceites refinados de semillas…), y no de todas las grasas, como seguramente habrás pensado de manera automática. Tendrás que saber elegir bien tanto los hidratos que mantengas en tu dieta como las grasas que consumas. (Se habla de ello en mi curso de «Terapia Nutricional»).
- *Prolapso de vejiga o de útero.* Causa cistitis dolorosas o infecciones de orina recurrentes. Esto puede requerir de una intervención quirúrgica, bastante habitual y relativamente sencilla, pero no exenta de riesgos, como cualquier operación con anestesia general. Se puede prevenir realizando ejercicios para fortalecer el suelo pélvico, que puede enseñarte tu fisioterapeuta especializada, a veces hasta en una sola sesión, y que luego deberás repetir en tu casa cada día. Esto también será de gran ayuda en tus relaciones sexuales.

En el siguiente tema, «Conoce tu suelo pélvico y analiza su estado», amplío información sobre este posible síntoma, pues dada su enorme importancia, le he querido dedicar un apartado entero.

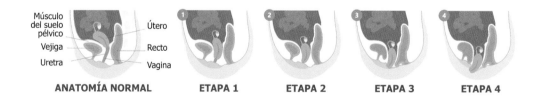

Etapas del prolapso uterino.

- *Pérdida de masa ósea y osteoporosis,* que puede acabar en fractura de cadera, lo cual es bastante grave, porque sanar las caídas producidas por este tipo de fracturas es complejo. Parece que el 50 % de los pacientes nunca llegan a ponerse bien del todo, por lo que se convierten en dependientes para caminar y realizar sus labores del día a día. Se estima que un 30 % acaba falleciendo a causa de la imposibilidad de recuperación tras la caída.

Aquí es realmente importante realizar ejercicio. Y si nunca en tu vida lo has hecho, comenzar a caminar, a la vez que te sometes a una prueba de densidad ósea, llamada densitometría, para ver si presentas algún grado de osteopenia, que es la precursora de la osteoporosis, o incluso osteoporosis. En ese caso, es imperativo realizar ejercicio, como veremos más adelante, además de tomar una suplementación determinada, que también se detalla más adelante.

- *Demencia y alzhéimer.* Es una complicación posible en este período, por lo que habrá que enfocarse en una alimentación que favorezca el desarrollo cognitivo y neurológico a todos los niveles, con la ayuda de un buen aporte de grasas saludables como las del pescado azul pequeño o salvaje.

Revisar los asuntos emocionales pendientes también es clave en estos momentos, pues la desconexión que encontramos en este tipo de enfermos muchas veces es el resultado de una huida de sus propias vidas.

Necesitamos rodearnos de ternura, proximidad, apoyo y vínculos afectivos fiables y estables. Y éstos a menudo se pueden conseguir cuando eres tú quien los inicia con los demás.

Tengas la edad que tengas, si lo deseas, puedes crear un nuevo entorno de amistades y personas con cuyos valores sintonices, si das, sin miedo, el primer paso para acercarte a ellas. Si escuchas con atención, empatizando con ellas, tratas de buscar puntos en común que os vinculen y te muestras natural, sincera, cariñosa, amigable y confiable, dejarás una bonita huella que puede ser el comienzo de una relación que progrese en intimidad con el tiempo, si la sigues cuidando.

Nunca el miedo a estar sola debe ser lo que te paralice. Porque la soledad la puedes llenar de ti.

Sin embargo, cuando estás tan rodeada de personas que no tienes hueco en tu agenda, y, además, te sientes sola, ni siquiera tú misma podrás acceder a darte consuelo. La soledad que se siente estando rodeada de personas es la que te impulsa a conductas autodestructivas, como beber más de la cuenta o llevar un estilo de vida alocado y vacío de sentido.

Cuando eliges estar sola porque quienes te rodean ya no comparten tus valores y restan energía a tu momento vital, lo haces desde un lugar constructivo, con ilusión y superando posibles timideces o miedo al rechazo. Tras un período necesario, se te abrirá un nuevo mundo a tu alrededor, y tu vida volverá a llenarse de quienes te puedan ofrecer esa ternura, proximidad y apoyo, al igual que tú a ellos, vinculándote afectivamente de nuevo con personas fiables y que doten tu día a día de estabilidad.

- *Cáncer de mama y de útero,* especialmente en mujeres que han tomado un exceso de hormonas en tratamientos de fertilidad o han seguido una THS.
- Y quizá tuviste la mala suerte de pertenecer a ese 25 % de mujeres que desarrolló, además, *hipotiroidismo* o que incluso se te complicó con *otra enfermedad autoinmune.*

Y todo esto, junto con alteraciones del sistema inmune y emocional.

EJERCICIO N.º 4

Por favor, toma tu bonito cuaderno de ejercicios y, a la luz de lo estudiado en este tema, escribe lo siguiente en él:

- Anota, como hacemos habitualmente, la fecha de hoy.
- A continuación, escribe de nuevo en qué fase del climaterio te encuentras.
- Escribe cuál de los síntomas estudiados padeces y en qué intensidad.
- Menciona dos razones por las que crees que sufres dichos síntomas.
- Anota dos cosas que se te ocurran que puedas hacer desde hoy mismo para ayudarte a mejorar esta sintomatología desde el punto de vista físico.

- Ahora, finaliza mencionando dos cosas que puedas hacer desde hoy mismo para ayudarte a mejorar esta sintomatología desde el punto de vista emocional.

¿Pueden estar tratando de comunicarte algún mensaje? ¿Cuál podría ser?

Bien, hasta aquí el susto. Ya hemos hablado de qué es la menopausia y los síntomas que podemos padecer. No es necesario profundizar más en estos aspectos negativos. Ya los conocemos.

Y como también hemos hablado de que la menopausia puede ser la mejor época de la vida, vamos a darle más espacio a cómo conseguirlo a través del enfoque que incluye la sanación profunda del alma, para que ilumines con tu brillo a quien se acerque a ti.

Hay esperanza. Los síntomas anteriores pueden prevenirse y aliviarse casi por completo, y aquí veremos cómo. Recuerda, por favor, que no basta con leer las recomendaciones, sino que hay que aplicarlas, del mismo modo que los ejercicios no hay que hacerlos mentalmente, sino responderlos en tu cuaderno, porque cuando acabes de leer este libro, te pediré que vuelvas a los ejercicios que has ido haciendo desde el principio y los releas, puesto que lo harás desde una nueva óptica que te sorprenderá.

Quédate con esto:

No sólo el cambio va a ser la transformación que experimentes en tu cerebro, que desarrollará tu intuición y creatividad al máximo, que te conectará con tus sueños más anhelados y te harán ser consciente de cuáles son exactamente las decisiones sobre tu vida que quieres tomar, al mismo tiempo que te mostrarán el camino a medida que éste se abra ante ti…, sino también que los síntomas que te muestre tu cuerpo, de entre los anteriores, te estarán enviando mensajes para que, con la ayuda de tu cambio a nivel cerebral y tu consciencia del proceso en el que estás inmersa, se produzca en ti una transformación. Una metamorfosis que te pide este período de tu vida si has tomado la decisión de vivirlo plenamente.

A continuación, vamos a realizar un ejercicio mágico para iniciar la transformación que ha de operarse en ti para que hagas de la menopausia la mejor etapa de tu vida.

Te sugiero que profundices en este tipo de ejercicios con mi «Manual Mágico de Manifestación de Deseos», que te ayudará a potenciar infinitamente todo este proceso.

EJERCICIO N.º 5

Toma de nuevo el cuaderno que has dedicado para ti misma y consagrado a tu transformación durante la etapa del climaterio.

Comienza de nuevo el ejercicio propuesto para hoy anotando la fecha e indicando la respuesta a estas preguntas. Algunas se repiten, porque necesitamos que, en todo momento, seas consciente de la fase en la que te encuentras en tu etapa vital:

- ¿En qué fase del climaterio creo que me hallo?
- ¿Qué emoción o emociones siento por dentro?

Por ejemplo, quizá sientas rabia. Anótalo.

- Si es rabia, confusión, miedo…, pregúntate: «¿Por qué creo que siento esta rabia, confusión, miedo…?».

Por ejemplo, podría tener que ver con que nunca pudiste dedicarte a ti, ya que toda tu vida tuvo que estar al servicio de lo que los demás querían desde que eras niña. Y que, por más que lo anhelaste, no tuviste elección.

Esta parte del ejercicio es la más importante. No la pases por alto y trata de sentir la respuesta antes que buscar una respuesta racional. El truco suele ser escribir lo primero que aparezca en tu mente, sin censurarlo, por más inconexo que parezca.

- ¿Qué síntomas físicos tengo?

Por ejemplo, sofocos y dolor en las articulaciones.

• ¿Puedo relacionar estos síntomas con las emociones que siento?

Si el síntoma que relacionas con la rabia son los sofocos, escribe:

«Me siento agradecida por haber descubierto que los sofocos, que tan molestos son para mí, en realidad son un precioso regalo que me hace mi adorado cuerpo para mostrarme la necesidad de expresar la rabia que albergo en mi alma porque nunca pude dedicarme a mí misma en mis 50 años de vida.

Me comprometo con la tarea de expresar esta rabia hasta el final, cuando me sienta preparada, para sanar mi alma y avanzar en mi camino de transformación hacia la mejor etapa de mi vida. Buscaré la manera de expresar esta rabia sin dañar a nadie, pues el objetivo es sanarme a mí misma con amor, y no buscar culpables ni hacer justicia. Entiendo que, como yo, todos nos comportamos como mejor sabemos hacerlo en cada etapa vital. Por tanto, elijo hacerlo con la sabiduría que me aporta mi cerebro renovado, que me indica que quienes participaron en lo que yo viví en el pasado con dolor, hoy puedo comprender que han sido los grandes maestros de mi bienestar actual. Les deseo alcancen también comprensión en sus vidas, para que el amor los guíe y los lleve de la mano adonde se los necesite.

Doy gracias a mis sofocos por su función biológica en mi persona. Y ahora, una vez sanada, los libero con amor, dejándoles marchar, sin que necesiten venir a recordarme aquel trauma que ahora queda sanado, con mi disposición íntegra a dedicarme a mis necesidades, en primer lugar, de hoy en adelante.

Que así sea».

Si consigues relacionar algunos o todos tus síntomas físicos con algunas o todas las emociones que sientes, serás capaz de saber la razón emocional que hace que tengas cada síntoma físico. Una vez que lo averigües, escríbelos juntos, como en el ejemplo, siempre a tu manera y con las frases que resuenen contigo. Que sea algo natural que salga de ti.

Este ejercicio es muy liberador, y puedes hacerlo con todos tus síntomas tantas veces como lo necesites, ya que es posible con una sola vez no puedas erradicar el síntoma. Quizá quiera proporcionarte más información y, por ello, has de seguir conectándote contigo misma a través de él.

Si aun viendo este ejemplo no consigues relacionar lo que sientes con tus síntomas físicos, deja de momento el ejercicio. No pasa nada, detente aquí como si de un barbecho se tratara y dejáramos descansar las tierras. Bravo por llegar hasta aquí y ¡ni se te ocurra sentirte mal!

Hay que permitir al inconsciente que trabaje solo sin presionarlo. A veces hemos guardado tan bien nuestros pesares que sacarlos a la luz requiere tiempo, paciencia, valor y constancia. Vuelve al ejercicio en paz cuando estés preparada.

CONOCE TU SUELO PÉLVICO Y ANALIZA SU ESTADO

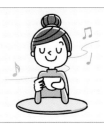

Aunque se suele echar la culpa a la menopausia de los problemas que pueda presentar un suelo pélvico en mal estado, ya sabemos que *el climaterio,* con sus cambios hormonales, *tiene la función de hacerte consciente de aquello que, hasta ahora, se sostenía por los pelos.*

Cuando hablamos de *suelo pélvico,* nos referimos a la parte inferior de los músculos que se encuentran entre ambas piernas, que están relacionados directamente con la *sujección del aparato reproductor, urinario y digestivo.* Se encuentra delimitado por el pubis, los dos isquiones y el coxis.

Si has oído alguna vez la palabra *prolapso o descolgamiento de algún órgano, como la vejiga o el útero,* ya sabes que la persona que lo sufre tiene debilitado el suelo pélvico, así que fíjate cuánta importancia tiene para nosotras conocer su estado y prevenir que pueda debilitarse.

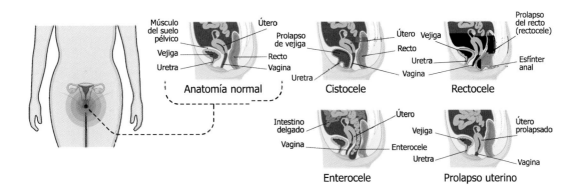

Tipos de prolapso de órganos pélvicos.

¡Advierte que el suelo pélvico es un gran desconocido! Ni se conoce ni se sabe cómo cuidar de él.

En este tema se explicarán sus funciones y cómo poder intuir si algo va mal para que acudas a un fisioterapeuta especializado en suelo pélvico con el fin de que lo evalúe y te recomiende lo que necesites, siempre de manera personalizada.

Continuamente te instaré a que evites el autodiagnóstico, porque las técnicas que se utilizan para prevenir o tratar el estado del suelo pélvico, que suelen ser las abdominales hipopresivas, se deben aprender muy bien junto a un profesional cualificado, necesites las sesiones que necesites, ya que son herramientas muy precisas y potentes, tanto para bien como para mal.

Ellas mismas pueden generar los prolapsos si no se practican de manera correcta (por ejemplo, aprendiendo de un vídeo por Internet). Deberás acudir al fisio, aprender y después practicar en casa cada día. La buena noticia es que con cinco minutos al día es suficiente.

Antes de seguir, he de decir que el tema del suelo pélvico no es algo tan solo femenino, pues a los hombres, que no suelen intentar como nosotras que el suelo pélvico se mantenga en buen estado, los excesos de presión tienen también sus consecuencias.

Como ellos no tienen abertura vaginal, estos excesos de presión se suelen expresar a través de hernias de tipo inguinal o umbilical, pudiendo presentar, además, otros problemas de índole prostática, eréctil o urinaria.

Aunque para simplificar solemos utilizar la palabra *periné* como sinónimo de suelo pélvico, en realidad el periné se encuentra entre la vagina (en las mujeres) o el final del escroto (en los hombres) y el ano.

En ese lugar, tanto en hombres como en mujeres, podemos localizar y tocar un centro fibroso que es el anclaje principal de muchos de los tejidos del suelo pélvico. Se localiza perfectamente, cuando miramos entre la vajina y el ano. Si lo notamos abombado o demasiado blando, esto nos indica que hay que prestar atención al estado que presenta nuestro suelo pélvico.

Pero sigamos explicando el mecanismo del suelo pélvico y su relación con otros músculos para comprender cuán importante es mantenerlos en buen estado.

Entre los músculos abdominales, nos encontramos con el más profundo, el *transverso del abdomen,* conocido como *faja abdominal,* debido a que realiza esta función, protegiendo el suelo pélvico y la zona lumbar del exceso de presión.

Como el *transverso del abdomen o faja abdominal trabaja de forma sinérgica con el suelo pélvico*, si uno de ambos está debilitado, el otro no podrá suplir su función mucho tiempo, y la sinergia se perderá en detrimento del suelo pélvico.

El *diafragma* también está implicado. Es el gran músculo respiratorio, situado entre el pecho y el abdomen, que, además, activa los sistemas digestivo y circulatorio, ayuda a mantener una buena postura y es uno de los grandes centros de nuestro mundo emocional. Cuando inspiramos, el diafragma se contrae, desciende y se abre lateralmente, ampliando los pulmones para que reciban el oxígeno. Si el diafragma baja, el suelo pélvico también lo hace. Y cuando espiramos y expulsamos el aire, ambos suben.

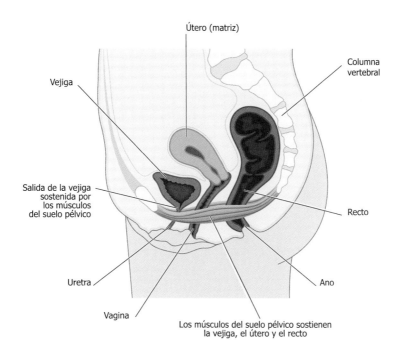

Útero (matriz)

Columna vertebral

Vejiga

Salida de la vejiga sostenida por los músculos del suelo pélvico

Recto

Uretra

Ano

Vagina

Los músculos del suelo pélvico sostienen la vejiga, el útero y el recto

Como el diafragma es uno de nuestros grandes centros emocionales, cuando se tensa debido a cualquier emoción que nos produzca malestar o incluso al estrés, desciende su zona central. Lo que es frecuente, dado que habitualmente vamos de aquí para allá con miles de tareas y preocupaciones.

Si, por causa de nuestras emociones, aunque sea de manera involuntaria, tensamos el diafragma, respiraremos mal y provocaremos que descienda su zona central, con lo que estamos causando un aumento de presión permanente sobre el suelo pélvico.

El *glúteo medio* es otro de los músculos implicados, y su función consiste en ayudar a *estabilizar la pelvis, además de trabajar de forma sinérgica con nuestra faja abdominal.* Casi todas las mujeres con debilidad en el suelo pélvico también necesitan reeducar el glúteo medio, que está situado en la parte superior y externa de la nalga.

Como ya habrás intuido, el exceso de presión daña nuestro suelo pélvico.

EJERCICIO N.º 6

Toma tu cuaderno personal y anota la fecha de hoy.

Responde, con calma, a la siguiente pregunta:

- ¿De qué manera puedo estar ejerciendo una presión excesiva sobre mi suelo pélvico sin haber sido consciente de ello hasta ahora?
- Una vez que tengas la respuesta, hazte esta nueva pregunta: «¿De qué manera puedo aligerar dicho exceso de presión?». Y escribe la respuesta.
- A continuación, anota cuándo lo vas a cumplir. Por ejemplo, podrías escribir «a partir de mañana». Por ejemplo: «A partir de mañana comenzaré a ir al súper sólo 1 o 2 veces por semana en lugar de día a día para hacer una compra grande y que me la suban a casa. De este modo, no cargaré peso, dado que de momento sé que produce presión sobre mi suelo pélvico, pero aún no sé cómo compensarla y que no me cause daño.

¿Qué es lo que produce un exceso de presión en el suelo pélvico?

Según indica la fisioterapeuta especializada en suelo pélvico Mireia Grossmann en su libro *El suelo pélvico al descubierto*, se produce un exceso de presión en estos casos. Vamos a utilizarlo como un test para el siguiente ejercicio. Por tanto, rodea con un círculo cada punto que se corresponda con tus hábitos:

1. Cuando estamos siempre (o con mucha frecuencia) bajo *estrés* o «presión», como ya se ha mencionado al estudiar el diafragma.
2. Por el *estreñimiento* y los *malos hábitos a la hora de defecar*, como retrasar el momento, encorvarse y poner malas posturas, presionar conteniendo la respiración, etc.
3. Por *apretar al orinar,* aunque sea sólo al final.
4. Por la *obesidad* o un exceso considerable de peso.
5. Por *determinadas actividades deportivas* habituales, como los ejercicios de impacto, levantamiento de pesas muy pesadas, abdominales, etc.

   Por ejemplo, montar en bicicleta por pendientes con piedras, practicar *spinning* con una postura encorvada y haciendo demasiada fuerza con los brazos a la vez que forzando el abdomen, ejercicios con pesas excesivamente pesadas, abdominales con los que se tensa la tripa (no abdominales hipopresivos), etc.
6. Por padecer *tos o estornudos crónicos,* cuyo impacto también repercute en el suelo pélvico, aumentado la presión sobre él.
7. Por *pasarte el día metiendo la barriga,* costumbre habitual en muchas mujeres, que aumenta mucho la presión sobre el suelo pélvico, desplazándolo hacia abajo. Además, ninguno de los músculos de nuestro cuerpo está diseñado para estar en una contracción permanente.
8. Por *levantar habitualmente pesos excesivos para nuestra constitución,* ya sea en el gimnasio o cargando con la compra, los niños, maletas, mudanzas, etc. sin tener cuidado de la zona pélvica y realizándolo de manera incorrecta.

Por ejemplo, aguantando la respiración mientras levantas el peso, tensando el diafragma; o cuando, tanto el transverso del abdomen como el glúteo medio, los dos grandes apoyos del suelo pélvico, están debilitados. En estos casos, el suelo pélvico recibe poco o ningún apoyo y, por tanto, se va debilitando.

Todo lo anterior causa un exceso de presión en el suelo pélvico, tanto de las mujeres como de los hombres, aunque el manual se dedique especialmente a la mujer.

EJERCICIO N.º 7

Toma tu cuaderno de ejercicios y anota la fecha de hoy.

A continuación, escribe la puntuación que has sacado en el test anterior, que puede ser del 1 al 8. Si tu puntuación es de 5 o más, ya sabes que estás ejerciendo un exceso de presión continuado sobre tu suelo pélvico, y que es posible que lo estés debilitando debido a la repetición diaria de los malos hábitos anteriores.

Sin embargo, si los que has marcado son los puntos 1, 3, 4, 5 y 7, ya puedes empezar a corregirlos. Para ello, escribe en tu cuaderno tus nuevos objetivos, que, por ejemplo, pueden ser:

- Si respondiste que sí al punto 1. Desde hoy, voy a buscar la manera de reducir mi nivel de estrés o de dar menos importancia a los sucesos desagradables de la vida para cuidar de mi diafragma.
- Si respondiste que sí al punto 3. Desde ahora, al orinar, me relajaré y dejaré que la orina salga sola, sin hacer fuerza.
- Si respondiste que sí al punto 4. Hoy comienzo un programa de cambio de hábitos para adelgazar. Para ello, si lo deseas, puedes consultar mis cursos al final del dosier.
- Si respondiste que sí al punto 5. Voy a contactar con un profesional del deporte certificado en gimnasia abdominal hipopresiva (más adelante se comentará en qué consiste), para que me aconseje sobre las actividades deportivas más adecuadas para proteger el suelo pélvico.
- Si respondiste que sí al punto 7. Desde hoy, voy a centrarme en evitar meter la barriga, especialmente cuando salga fuera de casa.

Si llevas haciendo esto durante años, sé que va a suponer un enorme reto para ti. Recuerdo a una compañera en clase de yoga ashtanga que no era capaz de conseguir relajar el abdomen, pues lo hacía de manera inconsciente y permanente.

Tómate tu tiempo y ten paciencia contigo misma. No se trata de sacar la barriga hacia afuera, sino de relajar la musculatura para evitar presionar permanentemente el suelo pélvico y evitar así lastimarlo.

¿Cómo sé si mi suelo pélvico está dañado y qué puede producir dicho daño?

Hasta ahora hemos aprendido cuatro cosas importantes:

1. Sabemos que *es el exceso de presión lo que daña el suelo pélvico.*
2. Sabemos que *hay otros músculos,* como el transverso del abdomen o faja abdominal, que es el músculo más profundo del abdomen, junto con el diafragma y el glúteo medio, *que han de estar en buen estado para ayudar al suelo pélvico* cuando tenga que lidiar con este exceso de presión.
3. Sabemos que *cada día realizamos actos inconscientes que ejercen una presión excesiva* sobre el suelo pélvico.
4. Y sabemos que, si prestamos atención a algunos de los hábitos cotidianos que pueden dañar el suelo pélvico, *podemos ir comenzando a aligerar la excesiva presión* que ejercemos sobre él. De manera que podemos comenzar a protegerlo.

A continuación, centrémonos en los síntomas inequívocos, a la vez de enorme importancia, que confirman un daño de cualquier grado en el suelo pélvico.

Antes, conviene que no busques por tu cuenta cursos, libros o en Internet para conocer los remedios necesarios para solucionar los daños que consideres que presenta tu suelo pélvico.

Podemos intuir que algo va mal en nuestro suelo pélvico, pero el autodiagnóstico es muy peligroso.

Por ejemplo, antes se recomendaba realizar una práctica denominada pipí-stop, que consistía en ir deteniendo la orina para tonificar la musculatura implicada. No sólo es una práctica que ha quedado desfasada, sino que también puede producir infección de orina, ya que al cerrar la uretra, se puede reabsorver alguna gota de orina que haya entrado en contacto con bacterias del exterior.

También se va a comentar el prolapso o descolgamiento de los órganos pélvicos que podemos producirnos nosotras mismas si realizamos técnicas generalistas enfocadas a mejorar el suelo pélvico de un modo que nos produzca el efecto contrario.

Todo tratamiento debe ser individualizado por un profesional especializado, principalmente los hipopresivos, por ser tan potentes.

Hay que aclarar, además, que el suelo pélvico puede causar problemas, tanto por su estado de debilidad como por estar demasiado tenso.

Por ejemplo, la incontinencia urinaria puede deberse tanto a hipotonía como a hipertonía del suelo pélvico, lo mismo que las hemorroides y el estreñimiento.

Por eso, si no sabemos si nuestra disfunción del suelo pélvico se debe a una debilidad o a un exceso de tono y no consultamos con un fisioterapeuta especializado, que la evalúe antes de comenzar a tratarla, podemos realizar el ejercicio contrario al que necesitamos, agravando el mal estado inicial del suelo pélvico.

Acude siempre a un fisioterapeuta de confianza especializado en suelo pélvico, y solicita una cita para evaluar tu estado antes de ponerle remedio por tu cuenta.

Un profesional especializado en suelo pélvico puede ser un fisioterapeuta, un urólogo o un ginecólogo. El inconveniente en acudir sólo al urólogo o al ginecólogo y no ir también a un fisioterapeuta es triple:

- Por un lado, ginecólogo y urólogo, suelen *trabajar en una patología ya existente,* es decir, que no hacen medicina preventiva.
- Además, al dividir el cuerpo en especialidades, *no se consigue profundizar* bien en el tratamiento.
- Y, por último, quizá un ginecólogo o un urólogo detecten un *prolapso incipiente y no te lo comuniquen por no considerarlo importante.* Sin embargo, sabemos que la prevención es clave. Pero ellos no previenen, sino que tratan los daños.

El fisioterapeuta especializado en el suelo pélvico te ayudará con la prevención, además de con el tratamiento de la patología.

La prevención es la clave para poder recuperar tu suelo pélvico.

Prolapso o descolgamiento de órganos pélvicos

Entre los síntomas que produce un mal estado del suelo pélvico, el más grave es el prolapso, como el de la vejiga (el más frecuente, que se denomina cistocele) y el del útero (llamado histerocele), también bastante habitual.

Aunque, además, se puede sufrir un prolapso tanto de las asas intestinales como del recto. El mal estado del suelo pélvico favorece los prolapsos, pero también contribuyen a ello las malas posturas, los partos, las cesáreas, una histerectomía, la falta de colágeno y, como ya señalamos en páginas anteriores, levantar mucho peso, el estreñimiento habitual y la obesidad.

Existen diferentes grados, y un prolapso que no se corrige a tiempo reforzando el suelo pélvico suele acabar en cirugía. Y esto se debe a que un prolapso:

- Puede producir *infecciones de orina recurrentes* que necesiten la ingesta de antibióticos que destruyan la flora bacteriana y causen otros problemas, como las *candidiasis de repetición*.
- Puede causar *dolor lumbar intenso*.
- También puedes sentir *dolor pélvico crónico*, que, además, puede agravarse si padeces colon irritable.
- Puede ser responsable de una *falta de sensibilidad sexual, dolor* en las relaciones sexuales, dolor vaginal y aparición de *gases vaginales*.
- Puede causar *incontinencia fecal o incontinencia de gases intestinales*, además de *dolor en el ano*.
- Es habitual que el *pis se desvíe* hacia un lado.
- La persona puede sentir como un *peso en el bajo vientre*, y, además, puede *aparecer una especie de «bola» en la entrada de la vagina*, aun incluso estando en reposo.
- *Incontinencia urinaria*, lo que es habitual en la mitad de las mujeres que experimentan prolapsos, y que es otra consecuencia de un mal estado del suelo pélvico. Normalmente hablamos de incontinencia urinaria *de esfuerzo*.

Incontinencia urinaria o pérdidas de orina

Las pérdidas de orina son otra consecuencia muy habitual del mal estado del suelo pélvico, aunque no siempre se deben a un prolapso o descolgamiento de los órganos pélvicos. Un mal estado del suelo pélvico produce síntomas que normalmente pasan desapercibidos, incluso las pérdidas de orina.

La mayoría de las mujeres las achacan a la edad y lo viven como algo normal, pues muchas de ellas las padecen, incluso las premenopáusicas. Además, la televisión, que es una gran deseducadora social, normaliza dichos síntomas, ofreciendo remedios para solucionarlos y no para prevenirlos, como, por ejemplo, los anuncios de compresas para cuando existen pérdidas de orina.

Las pérdidas de orina, pueden ser de dos tipos:

- *Incontinencia urinaria asociada a un esfuerzo,* como puede ser levantar algo muy pesado, toser o incluso reír con intensidad, que incrementan la presión sobre el suelo pélvico. Puede ser o no un síntoma asociado al prolapso de vegija. En este caso, conviene preguntar al profesional, porque, además, se precisa una reeducación muscular.

- *Incontinencia urinaria repentina,* que a veces se desencadena por estrés, pero también por el hábito de llegar a casa e ir directamente a orinar. Este hábito puede desencadenar una urgencia conductual. Como cuando estás en el ascensor de casa y crees que no vas a llegar al baño o vas corriendo por el pasillo y se te escapa el pis. Este caso es más de tipo psicológico, pues a veces, cuando sentimos esta urgencia y no nos queda más remedio que aguantarnos porque no hay un aseo cerca o porque alguien nos entretiene, al final se nos olvida que teníamos ganas de orinar. ¿Te ha pasado alguna vez?

Ya hemos visto que existe un enorme desconocimiento del suelo pélvico y la faja abdominal, así como de sus funciones y las consecuencias de su mal estado. Tu *suelo pélvico se puede recuperar.* Tan sólo necesitas prestar un poco de atención a cómo realizas tus hábitos cotidianos y practicar unos cinco minutos diarios de abdominales hipopresivos.

Conviene adquirir buenos hábitos que fortalezcan el suelo pélvico, además de evitar presiones innecesarias sobre él y realizar ejercicios hipopresivos, como estudiaremos en la segunda parte de este manual. Además, acude a un fisiterapeuta especializado que evalúe tu estado.

Recuerda que la prevención es clave.

Es muy peligroso realizar ejercicios hipopresivos por nuestra cuenta sin que nos asesore un buen profesional, que nos enseñe bien a hacerlos, y que, además de evitar que los realicemos erróneamente, escoja los que nos beneficien y no los que agraven más nuestro estado.

Es posible que necesites aprender determinadas técnicas y practicarlas con constancia en casa. Pero te llevará muy poco tiempo cada día y unos enormes beneficios.

Hay muchas recomendaciones para que puedas cuidar de tu suelo pélvico realizando correctamente los actos cotidianos del día a día. ¡Recuerda siempre consultar con tu fisioterapeuta especializado en suelo pélvico!

En la prevención, está la clave.

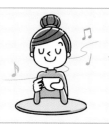

Considero relevante incluir una vivencia cada vez más común entre las mujeres y que está relacionada con la menopausia, aunque inducida de manera artificial. Como ya sabemos, la menopausia natural puede producirse hacia los 45 a 50 años, aunque se puede presentar antes o después.

Sin embargo, en ciertas circunstancias, las mujeres dejamos de tener la menstruación antes de tiempo por alguna de estas razones:

- *Enfermedades del sistema inmunitario o desnutrición* (por ejemplo, en personas anoréxicas), *así como estrés crónico* (por ejemplo, en atletas de alta competición). Esta menopausia dura de 1 a 3 años, y, al ser tan rápida, produce muchos síntomas. A veces se piensa que no hay más remedio que recetar hormonas suplementarias artificiales durante el proceso de adaptación, aunque no sea necesario en todos los casos.

- *La quimioterapia provoca alteraciones en los ovarios* que nos pueden llevar a una amenorrea (ausencia de menstruaciones) transitoria o permanente, según el fármaco quimioterapéutico que se emplee. En el caso de un cáncer de mama, desde casi la primera ronda de quimioterapia, la mujer que se encuentra en tratamiento oncológico puede entrar en la menopausia y empezar a sentir molestias como sofocos, insomnio y sequedad de la piel. Aunque estas molestias, como el insomnio o la sequedad de piel, también pueden estar relacionadas con la preocupación o los propios efectos secundarios del tratamiento con quimioterapia.

- En el caso frecuente de presentar un *útero polimiomatoso,* según el número de miomas, su tamaño y el lugar de la cavidad uterina donde se encuentren, se podrá proceder a su extirpación o miomectomía, o, en cambio, no será posible y habrá que practicar una histerectomía total (que incluye la extracción del útero y las trompas, pero no de los ovarios) a la paciente. En ocasiones el mioma es pequeño y no produce molestias físicas ni aumenta los sangrados. En este caso, se puede extirpar por vía vaginal con carácter ambulatorio y anestesia local utilizando un método muy poco invasivo para la paciente. Ésta tendrá que realizar su trabajo interior para entender la razón de la aparición de dicho mioma, y, si no lo consigue, con el tiempo puede aparecer otro o el actual aumentar de tamaño si no se ha extirpado.

Las mujeres que desean tener hijos pueden optar por una miomectomía, que es una operación en la que se pierde bastante sangre, pero que normalmente salva el útero y les permite concebir un hijo. Sin embargo, los cirujanos no saben bien a lo que se enfrentan hasta que intervienen a la paciente; por ello, en algunos casos, por el bien de la paciente, no puede salvarse el útero al tratar de extirparle los miomas.

En este caso, si a la paciente se le dejan los ovarios, el ciclo sexual permanece activo, y aunque no podrá tener hijos, puesto que ya no hay útero, sigue ovulando y aún no está menopáusica. El ginecólogo puede recomendar la extirpación del útero y las trompas, conservando los ovarios para no adelantar la menopausia y sus efectos asociados, debido a la ubicación de los miomas, a su tamaño o si se encuentra algún signo de malignidad en el útero (lo cual es visible a través de una resonancia magnética por contraste) y la mujer no desea tener hijos. En este caso, podemos optar por varias opciones en cuanto a la histerectomía, que es la cirugía para extirpar el útero.

Normalmente se extirpan el útero y las trompas, ya que los estudios han demostrado que dejar las trompas aumenta un posible riesgo futuro de cáncer de ovarios, y se mantienen los ovarios. La histerectomía suele obedecer a la existencia de miomas o fibromas uterinos grandes; hemorragias uterinas anómalas; un prolapso de útero en estado avanzado, que presiona la vejiga; o también a algún tipo de cáncer: de útero, de cuello de útero, de endometrio o incluso de ovario.

Salvo en este último caso de cáncer, normalmente no se extirpan los ovarios, sólo el útero y las trompas, y, por tanto, la mujer sigue su ciclo menstrual. Es decir, que no está en menopausia, aunque tampoco sangra cada mes porque ya no hay útero. Sólo se sabe que sigue menstruando porque quizá se hinchen ligeramente las mamas, pero, sobre todo, por el cambio de humor en cada ciclo, que va de depresivo a irritable, como antes. En este caso no hay menopausia, aunque ésta a veces pueda adelantarse un poco a la fecha en que ocurriría de manera natural, pues los ovarios no reciben la misma irrigación sanguínea y, por ello, pierden su función de manera prematura.

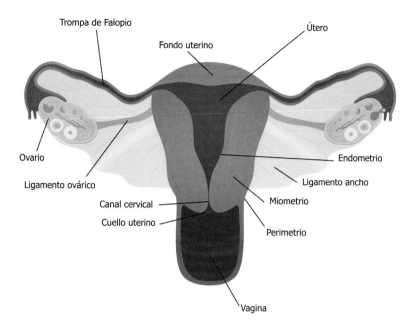

Trompa de Falopio
Fondo uterino
Útero
Ovario
Endometrio
Ligamento ovárico
Ligamento ancho
Canal cervical
Miometrio
Cuello uterino
Perimetrio
Vagina

Sistema reproductor femenino.

Otras veces se extirpan también los ovarios, por lo general en uno de estos dos casos:

- *Si la mujer ya está posmenopáusica* y, por tanto, ya no tiene la regla, para evitar un posible cáncer de ovario.
- *En caso de padecer algún tipo de cáncer ginecológico,* aunque la mujer continúe en menorrea (es decir, que aún tenga la regla y no haya llegado a la menopausia). En este caso, la mujer sin útero y sin ovarios entrará en menopausia tras la histerectomía.

La histerectomía es una cirugía que se suele realizar de dos maneras. Y quiero incidir en ello para que, si te tienen que extirpar el útero y no sabes qué decisión tomar, pueda ayudarte a elegir el método quirúrgico más indicado para ti.

Más adelante también ofrezco opciones de tratamiento natural para recuperarte de la cirugía y de sus secuelas en armonía, además de hacerlo lo antes posible.

1. *Histerectomía por cesárea.* Se recomienda si no puedes someterte a una anestesia general, puesto que normalmente se realiza con anestesia epidural. También en el caso en que exista cáncer, porque de este modo, al sacar el útero entero, con todo su contenido, evitamos que las células cancerosas salgan del útero y puedan diseminarse por el peritoneo, generando complicaciones posteriores. Sin embargo, es una operación mucho más invasiva. Se realiza una incisión en la zona del bikini que tardará meses en cicatrizar. No podrás volver a tener una vida normal hasta seis meses después. Los cuidados son mucho más delicados, pero sigue siendo una intervención quirúrgica muy habitual, bien testada y protocolizada. Es fácil que recibas el alta hospitalaria en 3 o 4 días, y que el período más duro sea la recuperación en casa hasta que la incisión cicatrice bien y puedas moverte con libertad.

2. *Histerectomía laparoscópica.* Se recomienda si estás aún menstruando y el ginecólogo la ha prescrito porque quizá tengas un útero polimiomatoso o fibromas uterinos grandes; hemorragias uterinas anómalas; o, por ejemplo, un prolapso de útero en estado avanzado, que presiona la vejiga y obliga a orinar constantemente, etc., con la consiguiente calidad de vida inferior.

   Es una técnica mínimamente invasiva cuya recuperación es rápida. La cirugía se realiza con anestesia general, dura alrededor de 1,5 a 2 horas, y se permanece en el hospital como mucho 2 días si la recuperación evoluciona como está previsto.

Cuidados recomendados durante al menos 2 semanas tras la intervención:

- Evita levantar pesos de más de 4-5 kilos.
- Camina a ratos, pero varias veces al día.
- No subas escaleras durante las 2 primeras semanas.
- Come poco (cosas ligeras como caldos, cremas de verduras o kéfir, pero también a menudo, aunque lo cierto es que tendrás poca hambre).
- Limpia las incisiones abdominales con agua y jabón cada día.
- Acude a los 15 a 20 días a que te retiren los puntos.

En este momento verificarán que todo está bien y te darán los resultados de la anatomía patológica para descartar que haya alguna célula que pueda presentar signos de malignidad.

A las 2 semanas ya te moverás con más energía, y lo normal es que al mes ya puedas hacer vida casi normal, aunque se recomienda esperar al menos mes y medio o incluso dos meses antes de reincorporarte al trabajo y de mantener relaciones sexuales.

Mujer joven	Mujer mayor
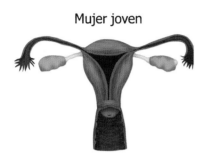	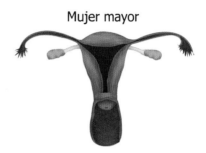
Los ovarios producen y liberan óvulos, así como las hormonas estrógenos y progesterona. El revestimiento uterino cambia según el nivel hormonal. Los períodos son regulares. Las paredes vaginales son gruesas, lubricadas y elásticas.	Los ovarios dejan de producir las hormonas estrógenos y progesterona. No se produce la ovulación. El revestimiento uterino se mantiene delgado. No se produce la menstruación. Las paredes vaginales se vuelven más finas, más secas y menos elásticas.

Cambios anatómicos en la menopausia.

Recursos naturales ante intervenciones vía cesárea o laparoscopia

- Sométete a una *hidroterapia de colon* en un centro especializado justo el día antes de la cirugía. De este modo tu sistema digestivo no tendrá restos y será mucho más sencillo que no se dañe durante la operación, amén de facilitar el trabajo al personal médico. Posiblemente ellos te aplicarán también un enema con agua y sal, pero el enema sólo limpia el tramo final del intestino. La hidroterapia de colon es mucho más profunda y ayudará muchísimo tanto durante la cirugía como en tu recuperación.
- Dado que el instrumental común utilizado durante los procedimientos laparoscópicos pueden lastimar la mucosa interna de nuestro cuerpo, recomiendo *beber 300 ml de aloe vera puro cien por cien ecológico con pulpa y sin pasteurizar* cada día, al menos durante las dos primeras semanas en ayunas y antes de las comidas.
- También es beneficioso *beber 30 ml de agua de mar al día,* dado que remineraliza el organismo y ayuda a mejorar el sistema inmune y, por tanto, a sanar antes.

- Si te sientes muy cansada, recomiendo tomar por las mañanas *jalea real pura y fresca cien por cien natural y ecológica.* ¿Es rica en carbohidratos? Sí, pero se toma poca cantidad y, a pesar de ser rica en azúcares, tiene la propiedad de regular los niveles altos de glucosa en sangre. También puedes tomar jalea real con ginseng rojo. Es un excelente concentrado reconstituyente, ya que posee muchas vitaminas, sobre todo B1, B2, B5 y B6. Y entre sus beneficios se encuentra el de aumentar las defensas, por lo que te curarás antes. Además, como posee una acción antiséptica y bacteriostática, puedes tomarla por las mañanas. Aparte de dotarte de gran energía, ayudará a cicatrizar la mucosa interna, pues posee un enorme efecto cicatrizante, así como a evitar infecciones, regenerando la flora intestinal. Por su poder cicatrizante también puedes aplicarla directamente sobre las cicatrices y notarás su efecto positivo de manera casi inmediata.
- *Lava las suturas con agua y jabón ecológico,* y aplica después *aceite ecológico de rosa mosqueta* de 3 a 5 veces al día. Así evitas que quede cicatriz y minimizas su tamaño. Déjalas al aire, sin tapar, pero protegidas del sol.
- La *herida del drenaje* tan sólo se lava con agua y jabón, dado que estará abierta y debe cicatrizar desde dentro hacia fuera. Por eso, no hay que aplicarse yodo o cristalmina ni tampoco rosa mosqueta. Lávala sólo con agua y jabón, y si consigues que no haya roce con la ropa, puedes tenerla al aire. Si no, cúbrela con un apósito.
- Para que *cicatrice rápido lo ideal es tomar picolinato o citrato de zinc.* Mis marcas preferidas son Lamberts y Solgar.
- Es importante tomar un *suplemento de hierro,* pues es posible que en la operación pierdas mucha sangre, o que ya ingreses en el hospital baja de hierro por los sangrados uterinos abundantes. El suplemento de hierro más conocido es el Floradix, disponible en jarabe y en comprimidos. A algunas personas no les sienta muy bien. Parece que el Fisiogen Ferro Forte en comprimidos, un fármaco, suele ser más tolerado y tiene una buena asimilación.

  Si las heces fueran verdes o tienes estreñimiento, quizá se deba al hierro. En este caso, suspéndelo de momento hasta que transcurra un mes y medio o dos meses y consulta con tu ginecólogo qué suplemento de hierro te aconseja.
- Te recomiendo *beber al menos 1 litro de infusión de jengibre y cúrcuma frescos* sin pelar (para desinflamar) *y anís estrellado* (para eliminar los gases, pues tendrás muchos y serán muy molestos, y no sólo inflamarán tu abdomen, sino que también ascenderán hasta la espalda) al día. Además, puedes añadir 1 rama de *canela,* ya que es antimicrobiana y le dará un delicioso sabor. Puedes hervir todo en un hervidor de agua y reutilizar el jengibre, la cúrcuma, el anís y la canela

hasta 3 días, llenando de nuevo de agua el hervidor cada vez que prepares una nueva infusión. La *manzanilla* también es un potente cicatrizante.

- Aunque, como mínimo, durante las dos primeras semanas no tendrás mucha hambre, si te apetece, puedes tomar ***batidos de apio con jengibre y cúrcuma frescos,*** como me comentó una alumna a la que le practicaron una histerectomía con extirpación de ovarios.

- Se recomienda también ***caminar un poco e ir aumentando el tiempo cada día*** sin esforzarte demasiado, porque sobre todo la primera semana estarás muy cansada por la anestesia, la cirugía y la elevación de las hormonas del estrés debido a la propia intervención quirúrgica. Pero en cuanto te veas con fuerzas, caminar sin llevar peso suele ser bastante positivo para una buena recuperación.

- Existe también una ***faja que te ayudará a sentirte mucho más cómoda,*** y que si lo deseas, puedes dormir incluso con ella. Es de la marca ArmoLine y sirve como apoyo posquirúrgico. La puedes encontrar en Amazon y está disponible en diferentes tallas. Es muy económica, aprieta sin agobiar y sujeta bien la zona. Póntela sobre alguna prenda para proteger la piel y las heridas quirúrgicas, pero no abuses de ella para que sea tu propia musculatura abdominal la que vaya fortaleciéndose poco a poco. Recuerda no practicar nunca abdominales clásicos, pues dañarías tu suelo pélvico, como ya se ha dicho.

Recomendaciones farmacológicas tras la cirugía

También sugiero algunas recomendaciones de farmacia, pues considero que no hay que ser radical negándonos a utilizar puntualmente alguna ayuda no natural. Al fin y al cabo, ¿no te acaban de operar e introducir en tu cuerpo todo tipo de productos tóxicos?

- Un ***excelente remedio prácticamente natural a base de plantas para eliminar los gases,*** ya que tendrás muchos gases acumulados tras la cirugía. Se trata de Iberogast. Cómpralo en gotas (también está disponible en comprimidos) y añade unas 25 gotas a medio vaso de agua. Tómalo tras las comidas 3 veces al día. Es ideal porque no te hará expulsar gases, sino que los disolverá.

- Una ***crema ideal para cicatrizar las heridas*** de la marca ISDIN, Cicapost. Aplícala 3 o 4 veces al día, pero no la uses en heridas abiertas. Cuando la apliques sobre la cicatriz con puntos de sutura, masajea un poco con las manos bien limpias hasta su absorción.

- Por último, después de una semana aplicándote rosa mosqueta o la crema de ISDIN (o ambas), puedes colocar *parches de silicona sobre la herida.* Es una pegatina transpirable y resistente al agua que hará que las cicatrices se suavicen en muy pocos días. Y despegarlas no resulta nada incómodo ni doloroso.
- *Cuando ya haya transcurrido un mes y medio* y las cicatrices estén bien cerradas, pero como abultadas y de color entre rojo y violáceo, aplícate dos veces al día la crema Cicalfate, de la marca Avene.
- *Como mínimo los primeros 15 días* estarás más dolorida e inflamada que cuando estabas en el hospital, e incluso la inflamación puede durar hasta 2 meses. Ten paciencia y sigue cuidándote. Si sientes dolor, el Nolotil es el mejor analgésico. Necesitas pedir receta médica para poderlo comprar (al menos en España).

Si el dolor no te impide dormir, evita tomarlo, pero si es muy intenso, sufrir ese tormento es más estresante para el cuerpo, que aún sigue inundado de cortisol por el trauma de la intervención quirúrgica, que el propio proceso de sanación en el cual está inmerso. Pide la receta cuando te den el alta en el hospital por si acaso la necesitaras, dado que la curación evoluciona de un modo diferente según la persona.

CASO CLÍNICO. Una historia muy personal

Todos los seres estamos protegidos en la vida. Tan sólo hemos de atender a los mensajes que nos envía nuestro propio ser, aquello a lo que llamamos intuición, que son esos destellos fugaces que con claridad nos muestran el camino a seguir.

Cuando tenía 44 años, es decir, a punto de entrar en el climaterio, realicé el cambio de alimentación más importante de mi vida, y pasé de una alimentación vegetariana a una alimentación flexivegetariana baja en carbohidratos, o *low carb*, con predominio de pescado azul y verduras verdes de bajo índice glucémico.

Me lo pidió mi cuerpo a gritos quejándose de un desequilibrio hormonal que me habían producido unos miomas uterinos que se manifestaban con unos sangrados abundantes. Coincidió con un enfado con mi exnovio, que hizo que nos separáramos durante cuatro meses. Es decir, que claramente somaticé la pérdida de mi hombre desangrándome, pues así era como me sentía por dentro, con una herida abierta que no dejaba de sangrar. Obviamente, yo no establecí ninguna relación entre la alimentación baja en carbohidratos y mi vivencia sentimental en ese momento, pues estas cosas se ven después, cuando observas tu vida en retrospectiva y adquieres la comprensión que te proporciona la distancia y la experiencia.

Y, de hecho, estoy segura de que conocer esta alimentación fue un premio de Dios que recibí por la entrega, a través de mi acompañamiento a unos amigos que precisaron mucho amor y cuidados. Su hijo estaba enfermo de cáncer cerebral y la medicina alternativa le había recomendado una alimentación cetogénica.

Yo creo que infierno y cielo, ambos, están aquí, en nuestra vida diaria terrenal. No pienso que haya ningún juicio tras la muerte, y, por eso, las personas podemos comportarnos sin miedo al Juicio Final y al infierno eterno, y actuar como nos dé la gana. En lo que sí que creo es que, en vida, recibes lo que das, aunque no necesariamente de la misma persona. Y, por eso, para mí, conectar con esta alimentación fue vivido como la recompensa en vida por el hecho de dar tanto amor a aquellos amigos a los que atendí con tanta entrega en su proceso. Lo que no sabía era la cascada de acontecimientos mágicos y hasta milagrosos que se iban a suceder a su debido momento. Esta alimentación baja en carbohidratos que conocí en aquel momento, y que se puede seguir de un modo más o menos estricto, fue mi vía intuitiva de salvación cuando mi ginecóloga me recomendó que me extirpara el útero, que tenía lleno de miomas, para evitar los sangrados. Tampoco sabía que adoptar este tipo de alimentación, que erradicó mis sangrados, justo al principio del climaterio, era lo mejor que podía hacer por mi salud hormonal (que se va a recomendar, con ciertos matices, en el tema correspondiente a la alimentación) para ayudarme con los posibles síntomas físicos de la menopausia, que previsiblemente irían llegando poco a poco.

Esta forma de alimentación cambió mi vida. Y ahora, en retrospectiva, soy consciente de que la honestidad con la que comuniqué mi cambio de estilo dietético a mis alumnos vegetarianos y toda la creatividad que surgió en mí para crear una serie de cursos nuevos (flexivegetarianos y bajos en carbohidratos) para compartirlos con ellos, no procedía sólo de la nueva forma de alimentarme y de sus efectos cognitivos, que son enormes. Los cambios que mi cerebro estaba realizando a los 45 y 46 años, al entrar en el maravilloso climaterio, me dieron la fuerza y la claridad absoluta.

Así, una vez comprobada la eficacia real de comer de este modo durante un tiempo que me pareció suficiente, me dispuse a diseñar protocolos para compartirlos con mis alumnos. De mí surgieron una intuición y una creatividad enormes que me facilitaron el proceso, con lo que en un tiempo record di a luz a muchísimos cursos nuevos.

Así lo hice. Aun sabiendo que muchos criticarían que ya no fuera vegetariana. O incluso que el hecho de que hubiera evolucionado profesionalmente por mis propias vivencias personales podría entenderse como que antaño vendí algo a mis clientes que en realidad no valía, aunque hubiera creído en ello cuando lo vendí.

Y así fue, mucha gente me criticó muy duramente a través de las redes sociales o enviándome duros correos electrónicos privados. Pero esto jamás me afectó más allá de que leerlo no es agradable, porque en mi interior se había desarrollado una claridad de visión, un entendimiento de la justicia y del compromiso, que marcaba mi nuevo enfoque profesional con total seguridad y coherencia interna.

Ya he comentado que en esa misma época sentí con claridad que, tras 10 años, era el momento de vender mi hotel rural La Fuente del Gato. Y lo puse en venta sin ninguna duda. El 27 de marzo de 2020, murió mi padre por covid19. Como era la única niña de la casa y, además, la menor, con dos hermanos varones bastante mayores que yo, mi padre fue siempre mi hombre. Sin embargo, en este caso, no somaticé la pérdida de mi primer hombre desangrándome, como en el caso de la pequeña separación de 4 meses que tuve con mi exnovio.

Las pérdidas fueron muy diferentes, ya que mi exnovio me había herido, y por eso me desangraba. Lógico: las heridas sangran. Mi padre, en cambio, había sido mi luz y mi guía, mi persona de referencia, tanto como emprendedor como por sus profundos valores humanos, además de su afabilidad y su eterna sonrisa, sensibilidad y ganas de agradar, valores humanos que más mérito cobraban en él, dado que había sido una persona maltratada por la vida, especialmente en su infancia, que es cuando se forja nuestro carácter. Así que, aun siendo una mujer diagnosticada como PAS (o persona altamente sensible), y aunque uno de mis objetivos vitales es enfocarme día a día en no ser tan hipersensible..., volví a somatizar su pérdida en el útero.

En esa época estaba sola en casa con mis dos gatitos, Ariel y Kitty, ambos machos aunque se llamaran así, confinada durante meses debido a la pandemia de coronavirus de 2020. Y, en este caso, lo que ocurrió en mi útero no es que me desangrara, sino que los miomas aumentaron muchísimo de tamaño, llenando mi útero de mi padre para que aún viviera en mí. Sin él, me sentía desvalida, lo necesitaba tanto...

Los miomas de mi vientre, que seguían sin sangrar gracias a mi alimentación, llegaron más que a duplicar su tamaño, y acudí, extrañada, al primer ginecólogo disponible durante aquella época de la pandemia. Resultó ser un encanto de persona, muy meticuloso en su trabajo, y me dedicó muchísimo tiempo, cariño y empatía.

Me propuso que me hiciera una prueba diagnóstica que no me había realizado hasta entonces para ver con claridad qué estaba pasando, pues que mis miomas hubieran crecido tanto en tan poco tiempo era realmente anormal. Me dijo que tenía el vientre de una embarazada de dieciocho semanas (es decir, que tenía una barriga como de medio embarazo y, por supuesto, también había ganado centímetros de cintura).

Me realicé una resonancia magnética en la que se encontró, aparte del consabido útero polimiomatoso, «algo» muy pequeñito, como de unos 3 mm, que presentaba algunos signos de malignidad. No podía decirse que fuera maligno directamente; además, no se apreciaba bien porque no quise que me administraran un líquido intravenoso de contraste durante la resonancia magnética, por mi pánico a todo lo relacionado con la medicina, sus procedimientos y sus consecuencias. Con los resultados de la resonancia magnética, mi ginecólogo me dijo: «Como somatizas tus emociones relacionadas con las pérdidas masculinas en tu útero, lo que te ha pasado tras la muerte de tu padre es que tus miomas han crecido muchísimo, hasta el punto de presentar un útero tan agrandado, que se correspondería a una embarazada de 18 semanas. Y si esto pequeñito que hemos encontrado, que no sabemos qué es, pero que presenta algunos (no todos) síntomas de malignidad, crece, ten por seguro que en su desarrollo se volverá maligno. Lamentablemente, sabemos que, por lo que sea, lo que albergas en tu útero suele crecer. Por tanto, te conviene que lo extirpemos».

Así que me indicó que él podría realizarme una histerectomía laparoscópica con anestesia general, preservando mis ovarios, para que no me afectara al climaterio normal y siguiera menstruando (aunque ya sin sangrar, al no haber útero) hasta la menopausia normal, el día que me correspondiera. Decidí que me lo pensaría. Pero entonces murió Kitty, mi gato preferido, a los 12 años de edad. Kitty era la alegría y la bondad, y su muerte, 6 meses más tarde que la de mi padre, producida por un accidente veterinario, me dejó desolada. Y ahondando en el dolor y la desolación tan grandes que sufrí durante varios meses, sin comprender nada, sin lograr encontrar las razones de mi profundo malestar, pero dejándome sentir, trataba de consolar a mi otro gatito, Ariel, que se había quedado huérfano de su hermano-gato y estaba muy afectado.

Un buen día, mi madre y mi sobrina, que ahora vivían juntas tras la muerte de mi padre, se ofrecieron a adoptar al gatito. Me veían muy afligida cuidándolo sola sin que el animalito mejorara mucho, amén de los celos que esto producía en mi exnovio, y el estrés que todo esto conllevaba en mí. Así que, con la idea de ayudar a que Ariel se adaptara a la casa donde antaño vivían mis padres, y para enseñar a mi sobrina Sara y a mi madre algunos cuidados felinos, me mudé con ellas. Lo que yo creía que iba a ser tan sólo un tiempo, coincidiendo con la Navidad, con la idea de que el gato se adaptara, ya que ellas nunca habían convivido con uno, se convirtió en algo inesperado, que duró mucho más.

Mi idea era enseñarles cosas sobre cómo cuidar al gatito y acompañarlas en una Navidad diferente sin mi padre, para después marcharme de nuevo a mi casa, donde vivía sola. Pero cuando llegué a esa casa, la de mi madre y Sara, con Ariel, una buena mañana, en la que, con la clarividencia que se produce en el cerebro gracias al inicio de la etapa menopáusica, comprendí en profundidad algo nada más despertarme.

Tras años de perseguir la respuesta y que nunca llegara, tras desistir ya de la posibilidad de aclarar el motivo de este síntoma tan molesto, pude comprender con todo mi corazón que mis miomas eran el grito de mi alma que me pedía en ese momento vivir en un hogar familiar. Vivir en una familia y no sola, conviviendo con personas buenas a las que querer y con quien reír y disfrutar cada día. Pues, aunque yo nunca hubiera querido tener hijos, precisamente por el hecho de tener gatos, a mis casi 47 años, nunca pude convivir con ningún hombre, ya que ninguno de ellos quería un gato en casa, bien por fobia o por cualquier otro motivo, pero siempre había algún impedimento insalvable. Y, por supuesto, regalar a mis gatos nunca entró en mis planes, ya que ellos llegaron primero, y mi compromiso de cuidarlos estaba sellado hasta su muerte. De pronto, me encontré con que había entendido el sentido biológico de los miomas, que se manifestaban sangrando o creciendo cuando se alejaban mis hombres, que, metafóricamente, eran quienes me proporcionarían ese hogar que hasta la fecha tanto anhelaba, donde sentirme arropada, segura y confiada.

Y ocurrió algo que ni yo misma me podría haber imaginado nunca. Y fue que entendí que en ese momento quería vivir sola. ¡Con lo feliz que había sido viviendo sola durante casi 22 años! Entendí que mi alma quería vivir en familia ahora.

Cuando le comenté a mi madre la revelación que había tenido sobre el significado biológico de mis enormes miomas, me dijo que ella siempre había sabido que el anhelo más profundo de mi alma era vivir en una familia con amor y armonía. Que no era algo de ahora, sino de siempre. Por tanto, los miomas llevaban tiempo ahí, tratando de que me diera cuenta. El enfado con mi exnovio y las muertes de mi padre y de Kitty me habían llevado a somatizar en el útero algo que yo no supe interpretar hasta ese momento en que recibí de la vida lo que pedía a gritos al ver mi enorme barriga de embarazada.

Fue algo que nunca supe entender, dado que yo no quería tener hijos, que es lo que hubiera podido significar «fabricar algo dentro del útero», y no era tan sencillo deducir que lo que estaba gestando no era un hijo, sino un hogar con personas a quienes amar.

Entendí que la vida es perfecta en sus tiempos. Y que la muerte de cada uno está íntimamente ligada a que acabe su tarea vital, y es en ese momento cuando su alma se las ingenia para marchar. Me extendería mucho, pero son infinitas las razones que mi madre y yo hemos podido comentar entre nosotras que explican claramente el porqué y el cómo de la muerte de mi padre en ese instante. Y lo mismo puedo decir de la de Kitty. Y sé que el día que muera Ariel lo celebraré sin miedo, porque ahora entiendo que significará que su alma ha considerado que la mía está lista para continuar caminando sin él. Y que su misión de vida, que hoy veo claramente que ha sido llevarme a las casas donde yo tenía que estar, en el momento más adecuado y beneficioso para todos, ya habrá finalizado.

Armada de valor y confianza en la vida, sabiendo que contaba con la guía de mi padre desde el cielo, y que, en ese momento, tenía una familia que yo había elegido, mi madre y mi sobrina, tuve claro que no quería seguir teniendo un vientre de embarazada de cuatro meses y medio, y que quería recuperar mi cintura y mi bonita figura.

Puesto que esos miomas ya habían realizado su trabajo, no tenía sentido mantenerlos más conmigo, pero dado su tamaño y localización, así como el estado de mi útero, no era posible realizarme ya una miomectomía. A esas alturas, con casi 47 años, resultaba mucho más prudente extirpar el útero, y aunque también hubieran tenido que extirpar los ovarios por alguna complicación, con mi edad y estupendo estado de salud tampoco hubiera supuesto una pérdida realmente importante de cara a una posible anticipación de la menopausia.

Además, estaba harta de tenerme que vestir con ropas que disimularan mi «embarazo». Quería volverme a sentir tipazo, sentir que me miraban por la calle y mostrarme al mundo renovada, puesto que así me sentía por dentro. Por eso, el jueves 3 de diciembre de 2020, me sometí a una anestesia general para practicarme una histerectomía laparoscópica, conservando mis preciados ovarios. Por supuesto, mis alumnos no se enteraron de nada, porque todo lo dejé planificado para que la rueda siguiera girando sola y yo pudiera permitirme recuperarme con calma, sobre todo en previsión de alguna posible complicación.

Cuando era pequeña, pasé muchos años en hospitales con mi padre, que estuvo enfermo unos 20-25 años con estancias de hasta dos meses en el hospital. Siendo una niña vi cosas horribles, que me marcaron tanto que estoy segura que por eso hoy me dedico a la prevención de las enfermedades. Había una parte de trauma tras mi elección profesional, que supe canalizar hacia un buen camino, pero el trauma estaba ahí de todos modos. Estar ingresada en un hospital y pasar por una anestesia general literalmente me producía pavor.

Pero tuve claro qué quería hacer. Supe que ése era mi camino. Y aun con miedo, lo hice. Porque siempre que sabes con certeza en tu corazón que tienes que hacer algo y no lo haces, algo en ti se marchita para siempre.

Los días previos a la intervención, presa interiormente del miedo, aunque por fuera estaba alegre e ilusionada de desprenderme por fin de esa barriga que ya no me servía para nada, pensaba que podría morir. Al menos en un 50 % de posibilidades. Pero no me importaba por muchas razones. Una de ellas era que me sentía tan feliz por el hallazgo que no podía seguir pidiendo más a la vida. Y si me tenía que marchar, lo haría llena de agradecimiento. Por eso dejé escritas varias cartas a mis seres queridos, envié audios de valoración y agradecimiento a mis principales colegas profesionales, hice testamento y también testamento vital (que es aquel en el que puedes indicar que no te dejen enganchada a una máquina para mantenerte con vida de forma artificial). También dejé por escrito todas las instrucciones sobre dónde guardaba las escrituras, las claves de acceso a los bancos y al correo electrónico y a Instagram, con indicaciones precisas para que mi sobrina pudiera comunicar lo que fuera necesario a mis alumnos si algo salía mal.

Todo el mundo se reía de mi supuesta excentricidad (seguramente tú también lo hayas hecho; si es así, ¡me alegra que sonrías!), pero la realidad es que las personas morimos, y esa posibilidad está presente en cualquier anestesia general. Así que quise disfrutar del placer de despedirme, poder agradecer muchísimas cosas a los demás, y, además, facilitar todo a mi familia para que pudieran resolver con sencillez el tema de la herencia y otros papeleos.

Me di cuenta de que morir de un infarto o durmiendo, que son muertes que siempre he deseado para mí a su debido tiempo, me habrían privado del gusto de poderme despedir llena de agradecimiento y dejar todo arreglado. Cuando me llevaban en la silla de ruedas al quirófano, puesto que me habían vendado las piernas hasta las rodillas, práctica habitual para evitar trombos durante la intervención quirúrgica, el celador me puso la mano en el hombro y me preguntó: «¿Cómo te sientes?». Respiré y conecté con mi interior.

Y le respondí a los pocos segundos mi verdad: «Animada y agradecida». ¡No te puedes imaginar lo que se sorprendió! Le dije que me sentía una privilegiada por poderme operar en medio de la pandemia, porque en realidad fue un regalo poderme desprender de ese útero, contaminado de frustraciones vitales durante años, a las que no había podido acceder y satisfacer hasta que al fin las había comprendido, sacrificándose para poderme ayudar a evolucionar. Y le dije al celador que mi vida era tan feliz, que la posibilidad de morirme era algo que aceptaba con tanto agradecimiento también, que estaba absolutamente en paz.

Y la verdad es que el libro de Anita Moorjani *Morir para ser yo* ha sido clave para mí, y lo recomiendo, para entender tanto el misterio de la vida como el misterio de la muerte, dejando de tenerles miedo.

Cuando el anestesista ya me iba a dormir, justo antes de la intervención, me dijo:

—Piensa en algo bonito, que de esto depende cómo te sientas y despiertes de la anestesia.

—Uy, eso lo tengo muy pensado –le dije yo.

—¿Y qué es? –me preguntó con muchísima curiosidad.

—Me gustaría entrar en contacto con mi padre, que ha muerto el 27 de marzo.

—¿Por esto de la covid? –siguió preguntando.

—Sí –le respondí.

—Se me ponen los pelos de punta –repuso él.

Es lo último que recuerdo.

Tras lo que para mí había sido un sueñecito de unos 15 minutos, una cálida mano me apretó el brazo y me dijo: «Ya hemos terminado Ana, todo ha ido bien». Sentí una alegría enorme. Y ningún malestar físico. Como pensaba con tanto convencimiento que me podría morir, sentí que volvía a nacer. La sonrisa que irradié debió de ser gigantesca. Sentí una felicidad y una paz grandiosas. Me encontraba de maravilla, feliz, relajada, confiada, agradecida...

Después me llevaron medio grogui a la habitación donde me esperaban mi madre y Sara. Me contaron que, la intervención, en principio, iba a durar 2 horas, pero que duró unas 4,5 horas (curiosamente 4,5, lo mismo que medía mi embarazo simbólico, de 18 semanas).

Al parecer, el útero era tan enorme porque estaba muy dilatado por los miomas. Hubo que extraerlo trozo a trozo, y fue algo muy laborioso. De hecho, cuando me dieron el alta ginecológica y leí en el informe el tamaño de mis miomas, me quedé perpleja: había uno de 9,2 x 7,2 cm; otro de 4,8 x 5 cm; un tercero de 2,5 x 3,4 cm y otros menores cuyos tamaños rondaban el del tercero, amén del extraño hallazgo no bien identificado que presentaba hipercelularidad, y que apareció en la resonancia magnética reciente. Dicha masa pélvica resultó finalmente benigna. Pero para el ginecólogo había sido fuente de preocupación por la posibilidad de que fuera una lesión tumoral benigna pero atípica, cuya hipercelularidad variable podía degenerar en un leiomiosarcoma de comportamiento agresivo.

La tasa de supervivencia general registrada para pacientes diagnosticados con leiomiosarcoma de tejido blando se encuentra en un 50 % a los 3 años del diagnóstico, y en un 64 % a los 5 años, lo que hace que este tumor sea uno de los sarcomas de tejido blando más agresivos.

Durante mi estancia en el hospital, cada vez que tuve que vivir algo de lo que recordaba con horror de la época de mi padre hospitalizado, pensaba en Kitty. Mi querido gatito recién fallecido, que era tan noble, puro, siempre divertido y agradecido, que irradiaba paz y calma absoluta, a pesar de todos los achaques que tenía. Estoy segura que gracias a eso, mi cuerpo segregaba hormonas como serotonina, dopamina, endorfinas, oxitocina y, lo más importante, óxido nítrico (de lo que hablaré más adelante), y por eso jamás sentí absolutamente nada de dolor ni molestias. Por cierto, se dice que el óxido nítrico protege de la covid19... Más adelante le dedico un tema entero.

Ni dolor, ni miedo... Cuando las enfermeras tenían que realizar alguna cosa en mi cuerpo por las que antes sentía terror, como ponerme la vía, quitarme la sonda para la orina, inyectarme heparina, retirar el tubo de drenaje, etc., no tenía nada del miedo que me aterraba antes, cuando tenía el trauma del hospital. Me quisieron dar el alta al día siguiente, pero preferí quedarme un día más para tener un poco más de movilidad para el traslado.

Recuerdo el tiempo que pasé en el hospital como algo maravilloso. Todo el personal fue muy atento, y los cuidados de mi sobrina llegaban al extremo de estar pendiente de cosas como mantenerme el móvil con la batería siempre cargada sin que le hubiera pedido nada.

La vida me había hecho otro regalo enorme, gracias a que atendí al mensaje de los miomas con valentía, que había sido ponerme en bandeja la posibilidad de superar el tremendo trauma que tenía con respecto a la posibilidad de enfermar alguna vez en mi vida y tener que pasar por un quirófano.

Todo ello, junto con la ayuda desde el cielo de Kitty y de mi padre.

Pero mi padre no había conectado conmigo durante la anestesia. ¿Recuerdas que fue mi deseo cuando el anestesista me preguntó antes de dormirme? El equipaje que llevé al hospital era una maleta muy ligera que antaño le había regalado a mi madre. Tenía una cremallerita en el centro, que iba de lado a lado, donde la maleta se dobla para cerrarse, y donde se podían guardar cosas muy pequeñas. Cuando preparé la maleta, metí las clásicas bolsas que utilizas para poner la ropa interior usada o los zapatos. Era un espacio muy reducido, y las bolsas, que ya de por sí no ocupan casi nada, me cupieron a duras penas.

Cuando volví a casa, mi madre me deshizo la maleta, ya que yo debía guardar absoluto reposo al menos durante un par de días. Me puso en mi escritorio una bolsita marrón de terciopelo. Y yo le dije que eso no era mío. A lo que ella respondió: «Sí, estaba dentro de la cremallerita central de la maleta, donde habías metido las bolsas para los zapatos y la ropa usada». Obviamente, cuando fui al hospital, eso no estaba ahí. Estoy del todo segura de que, cuando metí las bolsas en esa cremallerita, no estaba esa bolsita de terciopelo, que, aunque era pequeña, también pesaba debido a su contenido. Abrí el saquito y, dentro, me encontré algo muy típico de mi padre, que siempre pensaba en el valor de las cosas presentes en el futuro.

Se trataba de varias monedas de peseta: de cincuenta pesetas, de veinte pesetas, de mil y de dos mil pesetas... la antigua moneda que se usaba en España hasta su desaparición definitiva el 1 de enero de 2002, cuando fue sustituida por el euro, que comenzó a circular al cambio de 166,386 pesetas por euro. Pues había varias monedas de peseta y de todos los tipos. Incluso de las enormes de quinientas pesetas. Algunas de estas monedas a día de hoy ya han alcanzado un alto valor económico, por las que se pueden embolsar hasta 20 000 euros, dependiendo de lo especial que sea la moneda y de su estado de conservación.

Me quedé impresionada. Mi padre no sólo había estado allí conmigo, sino que me había dejado un mensaje claro de prosperidad. Quizá ninguna de esas monedas tuviera ningún valor para un coleccionista, pero el mensaje de prosperidad para mí era claro. Miraba la bolsita cada día en mi tocador, con mucho amor y agradecimiento, y le mandaba un guiño a mi padre. Al principio, no sabía cómo ni cuándo se manifestaría dicha prosperidad, pero como explico en mi «Manual Mágico de Manifestación de Deseos», tenía presente que la ley del crecimiento: me tenía que operar para que dicho momento llegara, mientras una vive la vida con normalidad.

Y por eso, y por puro disfrute, seguí entregándome a la labor de ser mejor persona cada día, más agradecida, generosa y amorosa, cumpliendo con la ley del crecimiento, que te pide evolucionar y crecer espiritual y humanamente.

Así, en menos de un mes, se vendió mi hotel rural La Fuente del Gato, confirmando el mensaje que me había hecho llegar mi padre, en el que, con el símbolo de la bolsita llena de monedas, me decía que iba a recibir «un dinerito», expresión que le encantaba emplear a él.

Tras la recuperación en casa, además, había adelgazado 9 kilos y había perdido 13 cm de cintura. Mi recuperación fue mucho mejor de lo que me habían dicho que era lo esperado. Nunca tuve fiebre ni sangré; mi sistema digestivo funcionó bien desde el principio; no tenía ninguna molestia urinaria, incluidas las heridas o el drenaje...

Si consideramos que el climaterio es el período en el que te das a luz de nuevo, renovada, estoy segura de que éste fue uno de mis primeros renacimientos. En tan sólo un mes, se habían resuelto casi solos o, como por arte de magia, temas pendientes en mi vida que consideraba imposibles y que supe que habían sido milagros:

- Como tener al fin familia. Mi nueva familia, que estaba formada por mi madre y Sara. Bien, y Ariel, al que nunca pensé que mi madre querría en casa, que, además, fue de quien salió la idea.
- Haberme desprendido al fin de 9 kilos y 13 cm de cintura, que representaban el peso y el tamaño de mi sufrimiento por no haber sido consciente de que quería vivir en un hogar y nunca más en soledad.
- Haber conseguido, sin tan siquiera pedirlo, superar el trauma del hospital, y recordar la experiencia como algo maravilloso. De principio a fin.

Días antes de la operación supe que tenía que escribir este manual. Hoy en día, con todos los avances que existen, no sabemos nada del climaterio. Yo misma no sabía casi nada hasta que me empleé a fondo estudiando la menopausia por si surgía algún imprevisto en la intervención y me despertaba de la anestesia también sin ovarios. Así que comencé a escribirlo a mediados de noviembre de 2020 y estuve tres meses inmersa en este proyecto, con un amor y admiración hacia la mujer y su sabiduría que no dejaba de supurar por todos mis poros, gracias a la gran suerte de disponer de tiempo durante mi convalecencia por haber dejado tanto trabajo adelantado antes de la operación.

Admiración a la mujer, que puedo decir con orgullo y sin vergüenza, que también sentí desde entonces hacia mí misma, porque comencé a comportarme, de manera natural, como cuando tenía 8 años. Entonces recuerdo que era una niña muy espiritual, bondadosa y generosa, y que día a día trataba de mejorar y de hacer algo bueno por los demás.

Durante mucho tiempo he querido volver a sentirme como esa niña que fui, sabiendo que todo aquello estaba en mi interior, pero no era capaz de recuperarlo por más que me esforzara. Hasta que, en el momento perfecto, entendí el sentido biológico de los miomas, que se manifestaban sangrando o creciendo cuando se alejaban mis hombres, que, metafóricamente, eran quienes me proporcionarían ese hogar donde sentirme arropada, segura y confiada que yo tanto anhelaba.

Y ocurrió algo que ni yo misma podría nunca haberme imaginado. Y fue que entendí que no quería vivir sola. Comprendí que mi alma, en este momento de mi vida, quería vivir en familia. Soy consciente de que estoy repitiendo este párrafo. ¡Quizá lo necesite para podérmelo creer! Y supe que quería desprenderme de mi útero. Yo, voluntariamente y con alegría. No significó para mí ninguna mutilación. Quizá la histerectomía, de un modo simbólico, me acercó a esa niña de 8 años aún sin menstruación, que, como yo ahora aún con ovarios, no podía concebir un hijo. Pero esa niña tenía una maravillosa familia y un hogar, que yo ahora anhelaba.

No se trataba de volver a mi antiguo hogar, sino de vivir en uno nuevo. De hecho, nunca había vivido en la casa actual de mi madre, ni tampoco con Sara. Aparecieron los doctores perfectos y la histerectomía no supuso un rechazo a mi útero. Lo dejé marchar con gran alegría, agradecida porque me había dado su fruto, y, del mismo modo que a una mujer embarazada le da un hijo, a mí me proporcionó también un nuevo proyecto vital que me resultaba necesario. Y me regaló un enorme aumento en mi autoestima en lo que supone para una mujer de casi 47 años tener una cintura de 63 cm y un peso de 49 kilos, con una altura de casi 160 cm. Me encanta mi cuerpo y merecía estar orgullosa al lucirlo con toda mi feminidad, como hago ahora.

Me sentía, y siento, muy agradecida por ser mujer, admirando y estando orgullosa de mi cuerpo, mi mente y mi alma. Todo lo que viví en los dos últimos meses del trágico 2020 me hicieron entender que, para mí, no había sido tan fatídico.

He oído a muchas personas decir que 2020 les aportó muchas enseñanzas. Yo puedo decir que 2020 fue el mejor año de mi vida. Comprendí la transformación en la que llevaba inmersa desde hacía 2 años, desde que inicié de una manera tan acertada el cambio de alimentación. Y se produjo una serie de milagros que parecían imposibles...

Dejaron de dolerme las muertes de mi padre y de Kitty, pues entendí el orden perfecto que se encuentra en cada suceso, y el momento y la forma en que se producen. Percibí con absoluta claridad que todo responde a un engranaje perfecto para que las almas que habitamos nuestros cuerpos en la tierra podamos vivir una vida plenamente humana, con sus emociones, sentimientos, etapas y cambios.

De un modo inexplicable, pude conocer mucho más sobre la magia de la vida y la magia de la muerte. Me sentí muy ilusionada por poder vivir a fondo la transformación personal que estaba comenzando, por poder sanar, soltar, recrearme, ofrecer, crear…

Sentí mucho más amor: hacia mí misma, mi familia, mis amistades, mi trabajo, mis alumnos, mis clientes. Además de mucho más entendimiento hacia las personas catalogadas como «malas» en mi sentir anterior.

Y conecté aún más con el amor, con darse, enfocarse en el bien del otro, a la vez que, más que nunca, me cuidaba con dulzura. Mi propósito de 2021, por tanto, fue desplegar mis alas para abrazar y ofrecerle al mundo mi máximo potencial, entregada, agradecida a los demás y al proceso del climaterio en el que me encontraba ya inmersa.

Sigamos entendiendo más sobre nuestro propio cuerpo. No he podido resistirme a introducir esta historia tan personal para inspirarte a dirigir una mirada a lo que esté sucediendo ahora en tu vida, en tus tomas de consciencia y acciones si te encuentras en el climaterio. Para que comiences a observar los síntomas, por más molestos que sean, con la mirada renovada que deseo que adquieras.

Recuerda que todo sucede, que todo es siempre para el mayor bien de todos, y que la vida nos cuida con amor y está pendiente de las necesidades de todos nosotros.

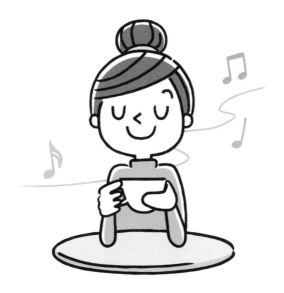

Lo acabas de comprobar en mi historia. Y lo mismo puede acaecer en la tuya y en la de todas las mujeres que así lo decidan. A continuación, intentaremos comprender los engranajes biológicos de las hormonas y cómo afectan a nuestra sintomatología.

Si aún no has realizado el ejercicio propuesto al final del tema 3, o cualquiera de los anteriores, estoy segura de que mi historia es posible que te haya animado a que lo hagas ahora y a que comprendas verdaderamente su importancia.

Y si ya lo has hecho… ¡Adelante con el siguiente capítulo!

TEMA 6
LO QUE PASA CON LAS HORMONAS

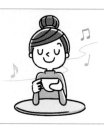

No sé por qué se piensa que son sólo los niveles de estrógenos los que descienden al acercarnos a la menopausia, puesto que durante la premenopausia se mantienen o incluso aumentan, exacerbados por los niveles excesivos de insulina y de hormonas del estrés, dependiendo de la alimentación y del estilo de vida de la mujer.

En la premenopausia (entre los 45/48 y los 50 años), podemos empezar a notar hinchazón, sensibilidad en los pechos, cambios de humor, aumento de peso, manos y pies fríos, y cefalea, sobre todo justo antes de las menstruaciones. Y continúa así hasta la perimenopausia, cuando el principal tipo de estrógeno que se produce ya no es el estradiol, sino la estrona, que se fabrica tanto en ovarios como en la grasa corporal.

Si deseas saber cuán cerca estás de la perimenopausia, puedes hacerte un análisis de sangre, sobre todo durante el primer o segundo día de menstruación, que evalúe los niveles de estrógenos, progesterona, testosterona y hormonas tiroideas.

El nivel de progesterona también desciende durante la perimenopausia, incluso antes que los de estrógenos, lo que explica la sintomatología tan exacerbada en este último año antes de la menopausia.

> Aunque ya el objetivo no es la reproducción, estas hormonas continúan siendo importantes para otras funciones, como, por ejemplo, fijar el colágeno a la piel y mantener los huesos fuertes y sanos.

> Para que el cuerpo continúe produciendo los niveles de hormonas adecuados, la mujer debe tener un estilo de vida saludable a todos los niveles, desde en el ámbito físico con la alimentación, el descanso y el ejercicio, como en el emocional, que incluye sus relaciones, tanto con los demás, como consigo misma.

Dado que la perimenopausia, hoy en día, ocurre justo a la mitad de la vida, es un buen momento para evaluar cómo nos estamos cuidando y hacer los ajustes necesarios. El cuerpo es sabio y, cuando se le cuida, puede gestionar perfectamente esta etapa, convirtiendo una hormona en otra cuando sea necesario.

En este proceso normal de la perimenopausia, que no es ninguna enfermedad como ya se ha afirmado, no hay que dar por sentado que todas las mujeres necesitan suplementos con hormonas. Por ejemplo, los estrógenos, la progesterona y los andrógenos también se pueden producir en la grasa corporal, en la piel, en las glándulas suprarrenales y en el cerebro. Lo que sucede es que, si la mujer está muy estresada, su dieta es rica en carbohidratos, está enferma, fuma, bebe, entierra sus asuntos pendientes emocionales, no descansa ni física ni mentalmente, no deja salir lo que siente, tiene malas relaciones personales o una pareja tóxica…, su sistema endocrino tendrá mermadas sus capacidades para hacer frente a sus necesidades. Y, por ello, en el proceso de transición a la menopausia se agudizarán los síntomas.

Mi recomendación es que, antes de tomar la decisión de suplementarte con hormonas de síntesis, trates de calmarte descansando más y te concedas la oportunidad de prestar atención a los mensajes que te muestra tu cuerpo para tratar de escuchar qué es lo que tu sabiduría interior te quiere decir.

Cuando nos exponemos en exceso a situaciones que generan adrenalina y cortisol, podemos causarnos trastornos anímicos y un sueño de mala calidad, así como una importante disminución del sistema inmune. A veces la vida nos trae malas noticias, mientras que, en otras ocasiones, nos regodeamos en ellas porque no nos parece mal que nos cuiden; o tal vez porque, aunque no podamos con ellas, no nos decidimos a pedir ayuda. Pero otras veces somos nosotros quienes de manera deliberada elegimos un estilo de vida autodestructivo. Y este estilo autodestructivo, en ocasiones, puede ser la consecuencia de creer que nos debemos a los demás y que, por ello, no hay tiempo para nuestras necesidades… Otras veces es nuestro propio comportamiento excesivo, quizá agotándonos en el trabajo por demasiada ambición o miedo, o por no saber o no poder decir que no; o excediéndonos en fiestas y juergas, con alcohol de más y tabaco. Hábitos con los que nuestro cuerpo ya no puede lidiar con tanta facilidad como antes de esta etapa de la vida.

Lo peor es que muchas veces esto responde a un estado de ánimo depresivo que se manifiesta con cambios de humor, que en realidad ocultan un fondo de desánimo y una gran pérdida de interés por la vida.

Estos problemas destacan al verse con la claridad que nos otorga el cambio que se opera en nuestro cerebro con el climaterio. Pero si la mujer está agotada por su estilo de vida, ¿de dónde sacará las fuerzas físicas y anímicas para mirarlos de frente?

Sobre el agotamiento suprarrenal hablamos largo y tendido en mi curso de «Terapia Nutricional», donde le dedicamos un tema completo y diseñamos un protocolo específico para sanarlo. Lo importante aquí es entender que todas las emociones relacionadas con el miedo, los excesos, así como con las enfermedades crónicas o el trabajo por turnos son grandes estresores del organismo, que pueden agotar los niveles de hormonas suprarrenales, como la DHEA, u hormona de la juventud, como se la conoce.

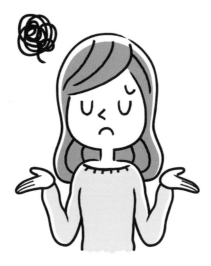

Aunque la mujer se suplemente con hormonas, este estado de fondo no mejorará, porque no se debe a su falta, sino que responde a problemas de base que se tienen desde hace tiempo y que es necesario resolver.

La hormona DHEA es necesaria para restablecer la función suprarrenal, que suple nuestra carencia de energía en momentos así, hasta que llega un día en que no puede más. Para aumentar esta hormona, recomiendo centrarse en pensamientos amorosos, disfrutar del tiempo con los seres queridos, tanto humanos como animales, visitar la naturaleza, recibir luz directa del sol, disminuir el ritmo y reír todo lo que se pueda, viendo, por ejemplo, comedias.

Ampliaré el párrafo anterior cuando hable más adelante del óxido nítrico. Pero ten en cuenta que existe un método infalible que consiste en dar las gracias por todo y a todos, a la vez que no criticar a nadie, incluida a ti misma.

El ginseng rojo es un suplemento ideal, ya que es un precursor de la DHEA muy útil para restablecer la función suprarrenal. Por ejemplo, con 100 mg en el desayuno y en la comida.

También te ayudará la dieta, como veremos más adelante, así como un descanso óptimo, sin interrupciones; es decir, que puedas dormir seguido sin que suene el despertador. Si necesitas un remedio rápido para estos dos aspectos, descanso y dieta, dispones de mi curso «Recupérate de los Excesos», que te enseña a respetar los ciclos circadianos, a la vez que te proporciona una dieta antiinflamatoria, reguladora de los procesos inmunológicos del organismo, con resultados en sólo dos semanas.

Antes de acabar este tema, dedicado a ser conscientes de que con nuestro estilo de vida podemos cuidar nuestras hormonas, me gustaría que tuvieras presente algo denominado *condicionamiento*.

> El condicionamiento tiene que ver con que, a menudo, tenemos determinadas expectativas sobre nuestra salud, dependiendo de cómo sea o haya sido la de nuestros familiares. Y estas expectativas se acaban cumpliendo.

Por ejemplo, si tu abuela y tu madre padecieron cáncer de mama, es fácil que estés convencida de que tú también lo vas a tener. Y esto no tiene por qué ser así. Del mismo modo, el climaterio y tu tránsito por él pueden no tener nada que ver con cómo fue el de tu madre o el de tu hermana mayor. No des por hecho que vas a seguir sus mismos pasos, porque tú puedes crearte tu propio guion, como estamos viendo, realizando algunos ajustes en tu vida.

Tampoco se trata de sufrir, sino de aplicar los consejos que voy proporcionando. Si adviertes muchos cambios en la perimenopausia que no puedes soportar, también existen cremas de progesterona que contienen un precursor de la DHEA que pueden ayudarte. Por ejemplo, Wild Yam Cream, de la marca Vitabay, a base de ñame silvestre, que no contiene parabenos ni siliconas, y tampoco produce efectos secundarios. La crema se aplica en la piel, una o dos veces al día, y va directamente al torrente sanguíneo.

Existen muchos más recursos, que veremos más adelante, pero recuerda que analizar y modificar la dieta y el estilo de vida es muchísimo más urgente que tomar suplementos y no resolver nada, dejándolo todo en manos de la píldora mágica, aunque ésta sea natural. Porque, además, esa píldora o miles de ellas no van a conseguir por sí solas que te encuentres como antes, ya que has pasado a una nueva etapa vital.

> Hacer de la menopausia la mejor etapa de tu vida exige mucho más que medicarse. Además, es lo que la hace más divertida y lo que consigue que te sientas orgullosa de ti misma, con tu autoestima renovada, dando a luz a tu nuevo yo.

UN CASO CLÍNICO: la menopausia no es una enfermedad, es una parte de una etapa de la vida, el climaterio

Comenzaré presentándome. Me llamo Teresa, tengo 57 años y una vida laboral activa. Resido en Madrid, convivo en pareja y no tengo hijos. No sé si serán muy relevantes o no estos datos, pero creo que, para explicar mi experiencia durante el climaterio y la menopausia, es importante decir quién soy.

Hasta que comienza este período, sólo se tiene la referencia de las personas que te rodean. Por supuesto, la primera, tu madre, seguida de las demás familiares cercanas: hermanas, tías, cuñadas.... Y, luego, las experiencias de amigas y compañeras.

En mi caso, yo no fui consciente de la menopausia de mi madre, quizás porque nos llevábamos cuarenta años y, posiblemente, cuando ella vivió ese período, yo era una alocada adolescente y no tenía consciencia de nada, sólo de mis estudios y diversiones.

Pero cuando empecé con los síntomas, le pregunté a mi madre, que me dijo que ella no recordaba que lo hubiera pasado mal... ni bien, así que yo pensaba que muy mal no lo tendría que haber pasado. Aunque a veces la recuerdo de niña con unas jaquecas tremendas, encerrada en una habitación a oscuras...

¿Sería por la menopausia? ¿Porque tenía ocho hijos? Pues no lo sé, y ella tampoco. En el caso de mi hermana ni se enteró. Ni sofocos ni nada. Así de simple. Por tanto, según mis referencias más próximas, era algo sencillo, pasajero y llevadero. Cuando alguna compañera mayor a la que ya le venían sofocos lo vivía con angustia, yo pensaba que es posible que exagerara un poco. Pero me llegó el turno, sin darme cuenta, poco a poco. Sin poder evitarlo, lo tienes encima.

Quizás porque me gusta darle normalidad a todo, sobre todo a las cosas que ocurren y no puedo evitar, no puedo decir que viviese cada paso con pesar ni tampoco con gusto; más bien con paciencia y aceptación.

Tuve casi todos los síntomas: sofocos, descenso de la libido, sequedad vaginal, insomnio. Éstos son los reconocibles. Y luego están los más difíciles de detectar, como, por ejemplo, los cambios de humor. ¿Los tuve? Yo creo que no demasiado, pero mi pareja piensa que más de lo que yo soy consciente. En fin..., no lo sé.

Para mí, lo peor físicamente fueron los sofocos. Hablo en pasado porque ya no los padezco como tal. Estás tan tranquila y, de repente, como cuando ves que se acerca un tsunami, vas sintiendo una angustia interna difícil de definir y detallar, que tiene su punto álgido en una sudoración angustiosa, con mucho calor y que, poco a poco, va disminuyendo hasta que parece que desaparece; pero ese sudor se queda frío, y entonces te tapas porque te quedas entre fría y achicharrada.

Cuando te ocurre, te das la vuelta y ves que la persona que tienes al lado te mira de soslayo y no quiere decir nada, porque cuando en alguna ocasión anterior te ha preguntado: «¿Tienes un sofoco?», le has contestado recalcando cada sílaba: «No me hables, por favor».

Estos sofocos aparecen en cualquier momento, a cualquier hora del día o de la noche, sola o acompañada. Piensas que todo el mundo se está dando cuenta de que por cada poro de tu piel sale una gotita de sudor. Pero no. La gente es consciente de ello porque te lanzas al abanico como una posesa y lo mueves con gran brío.

Tomé Vitalison. Es un complemento alimenticio a base de isoflavonas de soja, aceites de onagra, borraja y vitamina E. Sin azúcares, sin gluten y sin lactosa. Lo compraba en la farmacia, era natural y me lo recomendó el ginecólogo antes de empezar con los sofocos. Estuve con ello unos cinco años más o menos. No sé si me alivió, porque durante y después de tomarlo, me encontraba igual. Lo que no sé es cómo habría estado si no lo hubiera tomado. Yo creo que algo sí me hizo. Por eso lo tomé durante años. Los demás síntomas (menor apetencia sexual, sequedad vaginal, insomnio) han estado ahí y siguen estando, pero, en mi caso, con menor intensidad. Y ya forman parte de tu vida, pero se aprende a convivir con ellos, por lo que, para mí, es muy llevadero. Eso sí, sin tener sofocos todas las noches, en algún momento sudo, pero sin la angustia de antaño. Me destapo y sigo durmiendo.

Psicológicamente, para mí, este período no ha supuesto ningún trauma. Como he dicho, no sé si será porque soy muy simple, lo he aceptado y he aprendido a vivir con ello. En ningún momento se me ha pasado por la cabeza pensar que no soy fértil. Yo no he podido tener hijos ni con tratamiento; tampoco eso me traumatizó. Sigo siendo la misma de siempre. Incluso diría que más fuerte a nivel psicológico.

Amigas, la mejor etapa para la mujer es a partir de los 40 años. Tenemos experiencia, físicamente seguimos estando fuertes, se puede tener una vida laboral y sexual activa, y no hay que renunciar a nada. Tenemos que tomarnos esta etapa con normalidad, como lo que es, una fase más, sin depresión. Cada una lo vivirá con una intensidad físicamente. Pero, a nivel anímico, recomiendo no recrearse en esto. Recomiendo NORMALIDAD, actividad y quererse una misma.

Ánimo, millones de mujeres lo han pasado y lo pasarán. No estás sola.

SEGUNDA PARTE

AHORA QUE YA SABES
LO QUE TE ESTÁ PASANDO

CONOCE EL ÓXIDO NÍTRICO

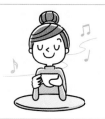

Lo que se va a explicar en este capítulo es tan desconocido como sorprendente. Y desafía, una vez más, al condicionamiento cultural que dice que las mujeres a los 50 ya hemos dejado atrás nuestros mejores años y que comienza nuestro declive.

Recordemos, una vez más, que el proceso del climaterio es una etapa que dura entre 6 y 13 años, y que no hablamos de un suceso puntual llamado menopausia, sino de un ciclo vital completo en la vida de la mujer.

La menopausia se asocia con los sofocos que corresponden a un descenso drástico de una determinada hormona, los estrógenos, pero sabemos que también pueden disminuir la progesterona y la testosterona.

Lo que causa los malestares físicos, como la irritabilidad o las cefaleas, es el descenso de la progesterona. Suplementarse con progesterona natural resulta interesante, pues, además de calmar los sofocos, puede convertirse en estrógenos.

La testosterona puede no reducirse. Y, a veces, incluso aumenta. Si disminuye, la mujer tiene menos deseo sexual; y si aumenta mucho, puede que la mujer cambie de orientación sexual y se sienta atraída por otras mujeres.

Aunque llegues a esta etapa sin haberte cuidado nunca antes, el cuerpo perdona de un modo increíble. No obstante, comienza a cuidarte, tanto en lo que comes como en tu descanso, el nivel de actividad y la atención a lo que sientes, enfocándote en conectar con tu interior.

> La transición menopáusica es una llamada a realizar los cambios que necesitamos hacer para seguir conectadas con nuestra fuerza vital.

Y ahora, alrededor de los 50, es cuando tenemos la valentía suficiente, fruto de nuestra experiencia vital, para hacer los cambios necesarios en nuestras creencias y valores; cambios que se reflejarán en nuestro comportamiento.

¿Qué cambios se esperan? Pues dependerán de la mujer. Serán los que las lleven a ser fieles a sí mismas y a su propia verdad, y a atreverse a cultivar el placer que nos aporta una vida de dicha, llena de abundancia a todos los niveles, dejando el estrés de lado. Por tanto, son cambios a mejor que esperaremos con ilusión, poniendo de nuestro lado lo que sea necesario, con la ayuda del cambio en nuestro cerebro, gracias a una nueva configuración hormonal, sumada a nuestra experiencia vital y a que se nos afine la intuición.

> Es necesario abandonar todo lo que ya no funciona, desde trabajos a personas o formas de vivir que no apoyen lo que esperamos conseguir en esta transformación.

En esta etapa tienes que aprender a situarte en primer lugar, sin sentir ninguna culpa por ello, sino concediéndote un momento para dedicarte a ti después de haber llevado tantas cargas y quehaceres durante los años anteriores.

Lo que no nos alimente el alma debe ser rechazado, y nuestro foco ha de ser vivir nuestro renacer con pasión y alegría. La rabia que surge a veces como de manera inesperada puede aportarnos mucha información si conseguimos relacionarla con lo que estaba pasando en ese momento. Además, la rabia, es la palanca o el impulso para la acción, para marcharte de un sitio, decir lo que no te gusta, poner límites o tener el coraje de dedicarte a una actividad por la que descubras un repentino interés o lo hayas tenido desde siempre.

Por ejemplo, dedicar horas y horas a leer tumbada en un diván tomando un delicioso té matcha o incluso un vino blanco. ¿Por qué no? O quedar con amigas para someteros a sesiones de belleza, con masajes, uñas, pedicura, estética facial, etc. Quizá lo que te guste sea salir a la naturaleza con un grupo de expertos cada sábado.

Por el contrario, te puede apasionar participar en un voluntariado acompañando a gente desfavorecida en algo que toque tu fibra sensible. Quizá ahora decidas formarte como profesora de yoga por el puro placer de hacerlo, aunque no sepas si vas a ejercer; o escribir, montar a caballo, cultivar flores o un huerto, impartir clases de algo que se te dé bien, recibirlas de algo que te apasione, renovar todo tu vestuario, mudarte de casa o rediseñar la decoración de cada estancia, hacer un curso para aprender a maquillarte sacándote el mejor partido, ser educadora de un futuro perro guía de la ONCE… O dedicar un día completo a mimar tu cuerpo, limpiando bien tu rostro, aplicándote una mascarilla en la cara y en el pelo, cepillándote la piel de todo el cuerpo, dándote un baño de espuma con sales, depilándote, aplicándote poniéndote esa crema que huele tan bien por toda la piel del cuerpo…

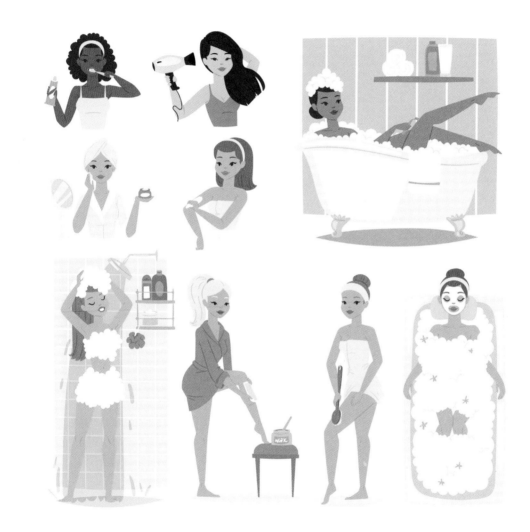

Se trata de aprovechar las horas del día al máximo para dedicarlas a hacer lo que nos gusta, minimizando nuestras cargas y obligaciones. Quizá estés pensando que no es tan fácil, lo cual indica que tienes una enorme resistencia que has de vencer. Porque para hacer estos cambios, obviamente, tendrás que realizar ajustes con otras personas y, para ello, deberás mantener conversaciones complejas que a ninguna de nosotras nos apetece tener. Pero no te queda otro remedio. Las mujeres que saben vivir y se apasionan con sus actividades diarias, aparte de alargar su vida, se vuelven absolutamente magnéticas para los demás. Y, tanto si estás en pareja y quieres renovar y readaptar el vínculo, como si decides buscar una pareja nueva, *es esencial que estés enamorada de la vida y entusiasmada con lo que haces, porque emanarás la alegría de estar conectada con tu propio ser, con quien de verdad eres.*

Así atraerás a personas que vivan sus vidas con el mismo grado de pasión. No me refiero a gente muy activa y con la agenda llena de planes, sino a vivir con entusiasmo lo que a uno le guste, ya sea una persona muy activa o alguien que disfrute del relax de la casa, la cocina o el jardín.

Cuando lo decidas y te comprometas contigo misma, podrás abrir la puerta a la vida que te está esperando, llena de placeres que potenciarán tu salud. ¿Sabes por qué?

> Cuando hacemos lo que nos gusta, nos mejora el ánimo y todo el organismo funciona mejor, como la circulación de la sangre y el oxígeno que transporta a las células o la eliminación de las toxinas.

Y el artífice que causa todo esto es un gas que se llama *óxido nítrico*, que es liberado por nuestro organismo cuando sentimos el placer que nos aporta disfrutar de lo que hacemos, cuando estamos en calma y nos sentimos satisfechas y en paz. Este óxido nítrico se libera en pequeñas volutas que proceden principalmente del revestimiento de los vasos sanguíneos. Al ser un gas, se propaga muy rápido, atravesando las paredes celulares y estimulando también la producción de neurotransmisores como la serotonina, que, a su vez, es precursora de la melatonina.

También, aumenta la producción de betaendorfina, que, al igual que la morfina, mitiga posibles dolores y aporta una sensación de euforia que nos ayuda a disminuir el estrés y a seguir adelante en nuestro camino de transformación, acometiendo con ánimo las tareas que éste nos pida. También aumenta la producción de un neurotransmisor conocido como la hormona del vínculo, la prolactina, que favorece los sentimientos amorosos entre personas. Todo esto incrementa la inmunidad y mejora mucho la actitud vital.

Dado que el óxido nítrico nos beneficia tanto en cuanto a la salud de todo el organismo y la mejora de nuestro bienestar emocional, hemos de buscar la manera de aumentar el nivel de esta molécula en el organismo. Y, de hecho, es algo muy sencillo de hacer, que está al alcance de todos y es gratis: *se trata de cultivar la alegría en la vida.*

En mi curso «Manual Mágico para Manifestar tus Deseos», enseño qué hacer para elevar nuestra vibración energética y estar alegres en la vida.

> El primer paso es el agradecimiento: vivir agradecidas por las pequeñas cosas de la vida nos entrena para seguir por inercia agradecidas de manera automática por cualquier otra pequeña cosa que suceda.
>
> Y el segundo paso es evitar criticar a los demás. Incluso aunque lo hagamos interiormente, e incluirnos a nosotras mismas en esta misiva, evitando la autocrítica y tratándonos con cariño.

En el curso revelo muchas maneras de fomentar el óxido nítrico como consecuencia de vibrar bien alto. Pero con que lleves a cabo estas que propongo, verás cómo tu bienestar da un giro de ciento ochenta grados: agradecer las pequeñas grandes cosas de la vida, sencillas y bellas; no criticar a nadie (ni a ti misma); hacer las cosas que te gustan lo máximo que puedas, soltando cargas y buscando cómo ampliar más tu tiempo de disfrute a favor de lo que quiere tu corazón… *Esto es lo que aumenta la cantidad de óxido nítrico en tu organismo.*

Y, como puedes deducir, esto se convierte en un círculo virtuoso, pues cuanto más óxido nítrico produzcas, más fuerte y decidida te sentirás a continuar este camino.

> Y este camino seguirá aumentando tu cantidad de óxido nítrico y, por tanto, la producción de neurotransmisores relacionados con el placer de vivir y la dicha.
>
> Si tus actividades placenteras son periódicas. No vale con un día, debes integrarlas en tu nueva rutina de vida.

Porque te lo mereces para obtener lo mejor de ti y de esta etapa vital. Y porque es lo que te aportará más salud física y mental, lo que hará que puedas seguir contagiando tu alegría y gratificando al mundo con todo lo que llevas dentro.

El óxido nítrico es como la madre de todas las hormonas del agrado. Pero cuando su nivel es bajo, las células del organismo lo notan y empiezan a deteriorarse, convirtiéndose en mucho más vulnerables a las enfermedades que sufren las personas ancianas, como las degenerativas o los achaques del climaterio, como un posible hipotiroidismo, diabetes, artritis, cardiopatías e incluso cáncer.

El óxido nítrico es la molécula que produce en todas las personas (no sólo en las mujeres climatéricas) una mayor salud física, emocional, mental y espiritual.

> Si estás dispuesta a cambiar para mejor y vivir con la máxima alegría, elevarás tu nivel de óxido nítrico, que es la chispa de la vida.

¿Qué aumenta y qué disminuye el óxido nítrico?

El óxido nítrico permite llevar un estilo de vida sano con regularidad. La regularidad es muy importante. No es suficiente con disfrutar un día al año, sino que hay que agendarse los placeres.

Esta forma de vivir tiene que ver con lo siguiente (y mucho más), pero aquí tienes algunas ideas:

- *Relaciónate exclusivamente con personas positivas.* No hay que tener muchos amigos, sino saber elegirlos bien. Hay una frase que lo sintetiza: «Aporta o aparta». Si te es posible, ofrece lo máximo de ti con amor, no por obligación, y rodéate de personas que también fomenten tu bienestar.
- *No te crees películas de terror en la cabeza* por cosas que nunca van a suceder, salvo que insistas en rumiarlas, pues lo semejante atrae a lo semejante.
- *Disfruta la vida,* haciendo lo que te gusta el máximo tiempo posible.
- *Descansa* y ten un buen sueño de calidad.

- *Descifra los mensajes que te envían tus emociones,* prestándoles atención. Hazte preguntas como: «¿Por qué me siento así ahora?». Y dale solución a lo que sientes.
- *Di adiós a la culpa.* Si algo que hiciste estuvo mal, pide perdón sincero y arréglalo. Y si ya no se puede solucionar, analiza cuál fue el aprendizaje que te aportó la experiencia para mejorar como ser humano. Acepta que no puedes cambiar el pasado, incorpora lo que has aprendido y suéltalo ya. ¡Deja de martirizarte!
- Hazte un *chequeo médico* para cerciorarte de que estás bien de salud y *poner remedio* a los desajustes que puedas encontrar.
- *No fumes.* No sólo por ti, sino también por los demás y el medio ambiente. Además, ya está demodé.
- *Lleva una vida activa y disfruta de actividades* como hacer yoga, darte un masaje, escuchar música relajante, quedar con tus amigas…
- *Come y bebe de manera adecuada.* Más adelante proporciono bastantes pautas.
- *Analiza seriamente tu vida* para restarle estrés y aumentar el placer y el disfrute. Si no sabes cómo, pide ayuda al mejor profesional. Tú ya sólo quieres lo mejor.
- *Desarrolla tu espiritualidad* y el vínculo con tu yo infinito y el más allá.
- *Ríete a menudo,* ten el máximo sentido del humor y relativiza tus cuitas.
- *Ten una relación amorosa de calidad con tu pareja,* satisfactoria en cuanto a los vínculos físicos, como las caricias y la intimidad, en la que te sientas valorada, querida, respetada…
- *Enfócate en tener emociones positivas.*
- *Sé paciente* y entiende que retroceder forma parte de avanzar, pero sigue avanzando.
- Concédete valor y *siente orgullo por quién eres,* amándote incondicionalmente.
- *Cuida y quiere a tu familia y amigos,* olvida y perdona viejos rencores por tonterías o torpezas. Sé una gran señora compasiva y un ejemplo para todos.

Un aminoácido que se llama arginina

Existe un aminoácido, la arginina, a partir del cual el organismo fabrica óxido nítrico. Se encuentra presente sobre todo en las aves como el pavo o el pollo. Si no comes carne, quizá puedas tomar caldos elaborados con sus huesos o suplementarte, pues está disponible en cápsulas o en polvo para mezclar con bebidas.

Obviamente, esta suplementación constituye un refuerzo de lo anterior, y no va a resultar útil si tu manera de estar en el mundo reduce el óxido nítrico, como:

- Llevar una vida sedentaria.
- Tener un exceso de peso, lo que puede deberse a una mala alimentación o a un exceso de cortisol.
- Comer mal y tener carencia de nutrientes.
- Fumar.
- Niveles elevados de estrés que segregan cortisol y adrenalina, causantes de la inflamación celular.
- Ir de víctima buscando culpables sin asumir tus responsabilidades.
- Estar enferma.
- Tener emociones negativas, juzgar, criticar, no valorar la vida y todo lo que nos ofrece.

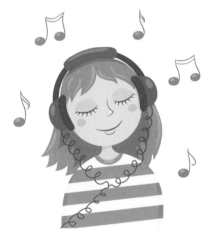

Si consigues aumentar al máximo tu disfrute de la vida y que tus niveles de óxido nítrico se eleven, te sentirás guapa, atractiva y deseable.

Y como te sentirás así, esa alegría y seguridad que irradies atraerán a tu vida más experiencias que confirmen que realmente los demás te ven guapa, atractiva y deseable.

Esa vida que emanas hará que los demás deseen estar a tu lado. Trabájalo bien y olvidarás tus miedos y temores cuando con tus propios ojos veas lo que sucede. Puedes ampliar todo esto poniendo en práctica las enseñanzas de mi curso Manual mágico de manifestación de deseos.

CASO CLÍNICO: Mis temores sobre la menopausia

Tengo 49 años. Soy madre de 2 hijas de 24 y 23 años, y de un hijo de 13 años. Cuando tenía 29 años me divorcié de mi marido, el padre biológico de mis dos hijas. A los 30 me enamoré perdidamente de mi actual pareja, Juan, que en ese momento y sólo con 24 años hizo suyas totalmente a mis hijas, que tenían entonces 5 y 6 años de edad. Me ayudó a criarlas y a educarlas, puesto que ellas siempre han convivido con nosotros dos (el padre biológico nunca les hizo el menor caso).

Juan ha sido su auténtico y verdadero padre, y la mejor pareja del mundo. A los 35 tuve a mi tercer hijo, Juan. En su momento me costó iniciar la relación con Juan, puesto que, al ser yo siete años mayor, y con dos hijas, veía poco (o nada) probable que la relación pudiera prosperar. Juan se volcó en mis hijas, se involucró en su educación y en su cuidado de una forma admirable. Sin embargo, la diferencia de edad me provocaba inseguridad (y, aunque en menor medida, todavía hoy me la provoca).

Siempre he pensado que cuando los hombres cumplen los 50, empiezan a ponerse tontitos por las de 30, y siempre me ha preocupado el hecho de que en el momento en que Juan tenga 50, yo tendré 57. Además, es un hombre muy atractivo, mide 1,88 cm y tiene un tipazo (cuida su alimentación, va al gimnasio).

Por supuesto que, como todas las parejas, hemos pasado nuestras épocas más buenas y menos buenas, pero en veinte años no nos hemos separado ni un solo día. Sigo enamoradísima de él, y creo (al menos así me lo hace sentir) que él también lo está de mí. Me ha hecho siempre muy feliz. He explicado estas circunstancias personales porque condicionan en gran medida los temores para cuando tenga la menopausia.

Llevo una vida sana: alimentación *low carb* (casi *keto*), flexivegetariana (pescado, marisco y huevos) y con muy poca carne (sólo uno de los dos días del fin de semana) y sin lácteos. Como muchísima verdura de hoja verde y algunos vegetales crudos en mi menú diario (creo mucho en el poder de los crudos) y/o cocciones suaves.

Como una vez al día, por lo que practico un ayuno intermitente de más de veintitrés horas todos los días de la semana menos el viernes, que vamos siempre de cena romántica.

Practico deporte cinco días a la semana (de 30 a 40 minutos de ejercicio físico cardio y tonificación) y 30 minutos de estiramientos, pilates o estiramientos de yoga. Me encuentro activa y positiva, y trabajo fuera de casa y dentro de casa. No me canso ni me siento fatigada a pesar de las numerosas tareas y responsabilidades que cada día recaen sobre mí.

Tengo un nivel de actividad que a mí misma me sorprende. Físicamente, mi cuerpo ha mejorado desde que he minimizado el consumo de hidratos de carbono. Peso lo mismo, pero estoy más musculada y más definida, y estos cambios físicos me han sentado genial.

Me inicié en este mundo de la alimentación saludable gracias a Ana Moreno. Me encandiló su forma clara, razonada y sencilla, pero a la vez profunda de enseñar. Y al alimentarme mejor conseguí dos cosas muy importantes para mí:

- *Mejorar mis digestiones y sanar*, porque solía enfermar con mucha frecuencia: costipados y catarros constantes, virus intestinales, dolor de garganta, sinusitis, etc.
- *Mejorar mi físico, mi cuerpo, mi piel, mi pelo y mi energía* (tanto física como mental).

Creo que estoy en la fase inmediatamente anterior a la menopausia (perimenopausia), pues ya empiezo a sentir alguno de los síntomas:

- No sufro insomnio. Duermo pocas horas (5 o 6), pero me levanto descansada y muy activa y con energía. Madrugo mucho, no me gusta dormir ni levantarme tarde. Me duermo a los cinco minutos de meterme en la cama. Por suerte, no sufro este problema por el momento.
- Mi colesterol y mis niveles de insulina son perfectos. Se lo debo, básicamente, a mi alimentación, no tengo ninguna duda.
- A los 45 años, en la revisión ginecológica anual, mi ginecóloga me prescribió una densiometría ósea. Me dijo, y me pareció razonable, que es conveniente controlar el estado de los huesos antes de alcanzar la menopausia para poder comparar el estado de los huesos con otra densiometría efectuada una vez pasada la menopausia. Mi densiometría, hace 4 años, dio unos resultados normales.
- No tengo dolor al mantener relaciones sexuales por el momento (y espero que no me suceda en el futuro).
- Por suerte no he notado nada respecto a la incontinencia urinaria.
- Tampoco sufro el problema de engordar aun comiendo lo mismo que comía antes, ni la disminución del metabolismo basal. Esto también gracias a mi alimentación y a mi actividad física diaria. Pero tengo pánico a que me ocurra. Suelo pensar que, si ahora ya estoy llevando una alimentación como es la *keto/low carb* junto con ayuno intermitente, como engorde con la menopausia, no sé cómo podré llevar otra

alimentación más sana para contrarrestar los efectos. Este tema me preocupa. No quiero engordar, soy presumida y quiero seguir gustándole a mi pareja.

NOTA DE ANA: *veremos soluciones a esta preocupación generalizada relacionada con el aumento de peso y el envejecimiento.*

Sin embargo, tengo:

- Sofocos y sudoraciones, primero nocturnas, y después también diurnas. Al menos ya hace un par de años que, de vez en cuando, me despierto por las noches por el calor sofocante y la consiguiente sudoración. En alguna ocasión, teniéndome que cambiar de ropa, mientras que en otras tengo que alternar entre taparme y destaparme con el edredón, pues lo mismo sudo que tirito de frío. Obviamente no hablo del calor durante una noche de verano de altas temperaturas. Esto me sucede con poca frecuencia. Quizás una vez al mes, cada dos meses o cada 15 días. No lo asocio a una periodicidad concreta pero sí a una sensación clara de que ese calor repentino no es normal.
- Siempre había tenido las reglas totalmente regulares. Era matemática pura: cada 28 o 29 días, tenía la menstruación. Como un reloj. Sin pastilla (sin hormonas), pues no he tomado nunca. Me han fallado tres reglas en mi vida, y han sido mis tres embarazos. Pues bien, desde hace también un par de años, y sobre todo el último año, mis reglas se han vuelto más irregulares: vienen cada 25, 22, 30, 32, 27, 28, 29, 35 días…: empiezan a desregularizarse. Pero vienen siempre. Hasta la fecha no he estado ni un mes sin ella.
- Menstruaciones con sangrados abundantes. Hace ya unos tres años que, aun siendo siempre una mujer de poco sangrado durante las reglas, empecé a notar que el segundo y tercer día, la cantidad de sangre era más abundante.

Eso fue evolucionando, y llegó un momento en que, durante el segundo día de regla, podría decirse que lo que tenía era más una hemorragia que un sangrado. Perdía mucha sangre. Siempre el segundo día. No bastaba un tampón, sino que debía llevar tampón y compresa y cambiarlos continuamente. Las reglas empezaron a durar 6 o 7 días, cuando siempre me habían durado 4 o 5 como máximo.

Recuerdo la Nochevieja del año 2019: habíamos quedado para ir a cenar a un restaurante con Juan y una pareja de amigos. Me vino la menstruación el día anterior. Cuando ya estábamos arreglados, justo al salir de casa, noté cómo me estaba empapando. Me había acabado de poner un tampón y una compresa. Tuve que volver a entrar en casa, ducharme de nuevo y cambiarme de ropa. Era una exageración. Parecía claro que se acercaba la menopausia. Estuve sangrando en abundancia durante un par de años. No acudí al ginecólogo.

Y lo que voy a contar ahora sorprenderá. Me traslado ya al año 2020. El segundo día de mi regla sigue siendo abundante, pero ya no tan anormalmente excesivo. Un día del mes de mayo de 2020 empecé a notar cierto escozor al orinar. Tenía la regla en ese momento. Al día siguiente un poco más. Me extrañó. Nunca en mi vida había tenido infección de orina ni candidiasis ni nada por el estilo, pero conocía los síntomas. Empecé a beber mucha agua y desapareció el escozor. Dejé de beber mucha agua y volvió.

Fui a la ginecóloga y me dijo que no era infección de orina, sino cistitis (me dijo que si fuera infección de orina no hubiera remitido el escozor bebiendo agua). Le pregunté cuál era la causa y me contestó que tenía que averiguarlo, que quería hacerme una ecografía vaginal, y que si no veía nada raro, tendría que hacerme otras pruebas.

Aproveché para decirle que quizás estuviera en la premenopausia porque sangraba mucho desde hacía un par de años. Y con la ecografía vino el diagnóstico: «Ya sé la causa de tus sangrados abundantes: tienes un mioma de 1,8 cm». ¡No me lo podía creer! «Igual que Ana Moreno», pensé. En ese momento llevaba ya unos meses estudiando el curso de Ana de «Terapia Nutricional Flexivegetariana *Low Carb*».

«¿Y qué?», me dijo la doctora. Que si el mioma me provocaba esos sangrados debía optar por colocarme un DIU hormonal o bien extirparme la matriz. Lo tenía que pensar. Le dije que no haría ni una cosa ni la otra, que yo jamás en mi vida había tomado hormonas de ningún tipo y que no quería pasar por una operación si no era absolutamente imprescindible. Le pregunté si el mioma podía tener algo que ver con mi incipiente cistitis, y me dijo que sí, ya que el mioma me provocaba los sangrados abundantes y la acumulación de bacterias de la sangre que perdía podía muy bien ser la causa de mi infección.

Para la cistitis sólo me recomendó que siguiera bebiendo mucha agua. Le pregunté si no sería apropiado tomar probióticos y me contestó que le parecía muy adecuado, que me iría bien. Fui a la farmacia y compré probióticos. Seguí bebiendo mucha agua. La cistitis desapareció. No he sufrido ninguna más.

En ese momento ya había reducido el consumo de carbohidratos, pero fue cuando, recordando la experiencia de Ana Moreno con sus miomas, apliqué la *low carb* de forma más drástica. Y empecé a valerme del ayuno intermitente de veinticuatro horas.

Durante los tres meses siguientes, mis sangrados disminuyeron, se volvieron mucho más normales. No obstante, el segundo día de regla seguía siendo un poco fuerte. En octubre y noviembre de 2020 los sangrados disminuyeron considerablemente. Pero mi regla estaba tonta. En noviembre, aunque el sangrado no fue mucho en cantidad, la menstruación ¡me duró ocho días! El mes de diciembre, en cambio, fueron tres, con poquísimo sangrado en general y casi nulo el tercer día.

Por último, y con respecto a mis sangrados, tan sólo añadir que durante los dos últimos años, junto con el sangrado, expulso una especie de tejido membranoso. Al preguntar a la ginecóloga, me dijo que ese trata de la pared vaginal, el endometrio, que se desprende con la regla y que es normal.

Sin embargo, he leído que puede deberse a una hiperplasia endometrial, un aumento de volumen del endometrio que puede producirse por niveles prolongados y elevados de estrógenos con ausencia de progesterona, que se manifiesta con sangrado más abundante de lo habitual, y que eso ocurre especialmente en mujeres que se aproximan a la menopausia.

Hace alrededor de un año, noto sequedad vaginal, menos lubricación en el interior de mi vagina al tener relaciones sexuales. Nada alarmante por el momento, pero lo noto. En alguna ocasión es más intenso, y en otras, menos, pero, en general, tengo claro que mi vagina empieza a sufrir cierta sequedad. Y también menos placer cuando coincide con las ocasiones en las que hay menos lubricación.

Todavía no he notado cambios en el pelo y en la piel, pero sé que los viviré. Conozco a muchísimas mujeres que, coincidiendo con los 50 o un poco más, un día, al mirarlas, ya sé que ya han pasado la menopausia. No falla. Presentan un claro envejecimiento en poco tiempo, que va unido también a una hinchazón de su cuerpo y cara. Esto también me preocupa muchísimo. He llevado muy bien durante veinte años la diferencia de edad con Juan. No se notaba nada y mucho me temo que en breve esto ya no va a seguir siendo así. No me gustará parecer mayor que él. Lo pasaré mal, lo sé.

En cuanto a los cambios de humor, irritabilidad y sensibilidad, los tengo. En algún momento estoy de mal humor, sobre todo con Juan y mis hijos. Ya se sabe, la confianza... Una de mis mayores virtudes ha sido siempre mi paciencia. Pues ahora, en ocasiones la pierdo y me exalto con facilidad.

Me doy cuenta cuando me ocurre, así que me he propuesto controlarlo. No estoy segura de si es por la menopausia, que ya está cerca, o porque con la edad una gana en confianza y seguridad para decir las cosas. Seguramente son las dos cosas, que en el caso de la mujer van muy unidas. Me gusto más cuando no digo lo que pienso. No quiero perder esa cualidad tan grande como es la paciencia. Espero poder dominar a mis hormonas en este aspecto.

Comentarios de Ana a este caso clínico

A continuación, comento este caso clínico porque es de una gran riqueza. A esta alumna mía, cuyo marido tiene siete años menos que ella, del que está enamoradísima y al que ve guapísimo, le da miedo que la menopausia la estropee físicamente, que pueda ganar peso y que le pueda afectar al cabello y la piel. También le preocupa perder la paciencia.

Lo que a mí me llamó muchísimo la atención al leer su caso, que tan generosamente ha compartido con nosotras, es lo siguiente:

- Da por hecho que sufrirá unos síntomas que no tiene por qué padecer, como cambios en el pelo y en la piel, y que presentará un claro envejecimiento en la cara en poco tiempo.
- Por otro lado, cuida mucho su alimentación actual, aparte del ejercicio que realiza. Aun así, espera un muy probable aumento de peso e inflamación, como ve en sus compañeras de más de cincuenta años, y no sabe cómo mejorar aún más su alimentación para evitarlo.
- Los síntomas que le producen malestar, como los sofocos, la incipiente sequedad vaginal o las menstruaciones irregulares, los soporta estoicamente, porque otros no lo notan; en cambio, el envejecimiento y el aumento de peso sí son visibles desde fuera.
- Para reducir los sangrados abundantes ha cambiado su alimentación hacia un enfoque más cetogénico y, como me sucedió a mí, han disminuido.
- Y con respecto a sus recientes episodios de pérdida de paciencia, duda, porque ve que ha ganado en confianza y seguridad para decir las cosas, aunque se gusta más cuando «se muerde la lengua».

Como tengo la suerte de haberla podido conocer en persona hará uno o dos años, diría que su físico, si se desconoce su edad, podría ser el de una chica de 35 años bien conservada. Haciendo cálculos, creo que su marido tendrá ahora unos 42. Si, como ella predice, la menopausia la va a hacer envejecer, sigue teniendo recorrido para que siga sin notarse la diferencia de edad, aunque su marido también se cuide.

Pero de nada sirve lo que yo vea en ella si ella no lo ve. Y este caso de miedo tan enorme a envejecer y que esto haga que su autoestima disminuya, o que muestre la diferencia de edad con su marido, que siempre ha llevado tan bien, nos aporta una información valiosísima sobre algo en lo que debe trabajar para hacer de la menopausia la mejor etapa de su vida: debe ganar *confianza, seguridad y autoestima*. Debe *aprender a valorarse y estar orgullosa de sí misma*. Ésta es su principal tarea, para la cual cuenta con el óxido nítrico, su intuición, el enorme compromiso que pone en todo lo que hace y los cambios en el cerebro que nos regala el climaterio.

Hace un tiempo, visité a un psiquiatra que me realizó una serie de tests de personalidad, habilidades e inteligencia de bastante utilidad. Tras un tiempo de charla, cuando me estaba hablando de los resultados que dichos tests arrojaban, me preguntó si tenía tendencia a compararme con los demás. Y le dije que era habitual que me comparara con los demás, pero sólo en una cosa: y es que me parecía que me esforzaba muchísimo para conseguir lo que para ellos daba la impresión que llegaba con facilidad; y que, por eso, pensaba que era menos inteligente que los demás.

Por ejemplo, en el colegio, casi siempre mis notas eran de notable, a pesar de estudiar muchísimo, pero algunas compañeras, que ni atendían en clase, sacaban todo sobresaliente. Más adelante, en mi vida laboral, seguí pensando así. Aunque no había caído en la cuenta hasta que este psiquiatra me lo preguntó.

Una vez, hablando de todo un poco, le conté esta anécdota a mi exnovio. Y él me dijo: «Es curioso cómo nos vemos cada uno y cómo nos ven los demás». Le pregunté que a qué se refería, y me dijo que él me consideraba una persona especialmente inteligente. Al igual que mi madre y mi difunto padre, que también lo pensaban.

La perimenopausia es un período decisivo en el que dispones de un respaldo biológico para reinventarte y experimentar más satisfacción en tu vida y en tus relaciones. Si te decides a reevaluar tu vida y a mirar de frente lo que funciona y lo que no, tanto dentro como desde fuera de ti, tienes la posibilidad de darte a luz limpia de polvo y paja. Pero este proceso debes hacerlo después de aumentar la cantidad de óxido nítrico en tu organismo.

Cuando te reinventes, que no te frenen los comentarios de hijos, marido, padres, amigas o compañeros de trabajo. Piensa que les estás ofreciendo el ejemplo de una persona que es *valiente, independiente, que elige cómo quiere comportarse, cómo desea vestir, comer, con qué tipo de personas reunirse y qué hacer en su tiempo libre* en función de cómo se siente en este momento, *les parezca bien a los demás el cambio o no*.

Siempre, por supuesto, sin tratar de arrastrar a nadie a un proceso de cambio que es tuyo propio, y aplicando tu sentido del humor ante comentarios que puedan ser recibidos como inapropiados. Seguir tu camino siendo una nueva tú junto a los seres queridos que elijas es lo que hará que *irradies seguridad en ti misma, que es la cualidad más atractiva para las demás personas a nuestro alrededor*.

EJERCICIO N.º 8

Enorgullécete de ti misma, sin dejar que tu crítica interior te desaliente. Mírate bien al espejo, con unos ojos de admiración nuevos, para profundizar en tu gusto por tu cara y el resto de tu cuerpo y, por tanto, en gustarte más a ti misma.

En lugar de mirar tu figura con la dureza habitual de la crítica, fíjate en todo lo que destaca de ti con ojos amorosos mientras aceptas con cariño las demás partes. Esto ha de ser una tarea diaria antes de vestirte o cuando te desvistes, buscando la sensualidad que hay en ti y el erotismo que desprende la belleza del cuerpo de cualquier mujer que tome la decisión de ser bella.

Este atractivo que vas a ir observando cada día, recreándote en él, debe ser para tu propio disfrute. No para sentirte sexy ante nadie más, sino para aprender una nueva manera de amar tu cuerpo.

Date baños con aceites esenciales y sales de magnesio, cuida bien el aspecto de tus uñas, sin que tenga que existir ninguna ocasión especial para ello. Gratifícate con un masaje en un lugar de calidad y cambia de perfume y de ropa interior.

> En lugar de lamentar la (no) pérdida de tu juventud, celebra el cuerpazo que tienes en la mitad de tu vida, activo, amoroso y atractivo, que merece ser tratado con mucha atención y cariño.
> Si tú misma lo haces, otros también lo harán para ti.

Cuando hagas este ejercicio, por favor, escribe cómo te sientes en tu cuaderno habitual de ejercicios. ¡Recuerda poner la fecha!

Aprende a recibir cumplidos, detalles, cariños, caricias, en un principio de tu propia persona, porque cuanto más desarrolles el arte de recibir, más encanto atraerás y experimentarás.

Es el momento de renovar también tu casa, la ropa de cama, la lencería, considerando que lo que te rodea es una extensión de tu yo más profundo, que es quien quieres ser ahora. Tu yo absolutamente verdadero y transparente.

Aunque estés casada, actúa misteriosa con tu marido, comportándote como si tuvieras un amante, que en realidad es él mismo. Tal vez al principio te note rara y se ponga un poco nervioso. No dejes pasar mucho tiempo; debe advertir que te estás enfocando en volverle a enamorar con encantos y sutilezas, como si estuvierais comenzando vuestra relación. ¡Que no vaya a pensar que tienes un amante!

Hay muchas ideas muy divertidas para seducir de nuevo a tu hombre y que harán que no vea el posible declive físico de tu cuerpo, que seguramente sólo ves tú misma. Por ejemplo, ponte guapa para enorgullecerte de tu belleza, tanto para estar en casa como si vas a salir. Y pasea a propósito contoneándote delante de él con ropa muy sexy. Te aseguro que no vas a pasar desapercibida para él. De hecho, si ves que surte efecto y te mira o te hace algún comentario, poco después, con naturalidad pero con esa misma vestimenta, le puedes ofrecer una copa de un vino que «casualmente viste en una tienda y que recordabas que era buenísimo». Mientras lo bebéis, coquetea con él sutilmente, mirándole mucho a los ojos, escuchando lo que te cuente y alabando con sinceridad algo que te guste de su persona. Seguro que lo descolocas, pero no te comentará nada porque no podrá procesarlo en ese momento. Aparte, tu espontaneidad y descaro le harán mucha gracia.

No le molestes si está pasando por un período de mucho trabajo; al contrario, deja pasar unos tres días y hazle una llamada o envíale un *Whatsapp*. Hazlo sólo para decirle algo sensual utilizando el humor y la elegancia, como si fueras su secretaria, que le envía una nota de una admiradora, pero que él vea claro que es un jueguecito tuyo y que se sienta seguro y halagado por la persona a la que quiere, pues a veces nos olvidamos de hacer cumplidos, y los hombres lo valoran mucho. Por ejemplo: «Sr. X, una dama esbelta, que lleva tacones muy altos y finos le espera en la cafetería del Hotel Windsor esta noche a las 20:00 horas. La he sentado en un reservado íntimo. Asegúrese de que nadie le sigue. Cuando llegue, pregunte por la Sra. Y con la máxima discreción, por favor».

Luego, ya en el destino, podéis jugar a que no os conocéis e interpretar papeles divertidos, como de espías rusos que coquetean entre ellos, supuestamente para obtener información secreta.

O si prefieres que la cita sea en casa, puedes dejarle una nota intrigante en el bolsillo del pantalón o dentro de la cartera (donde la encuentre), que diga lo siguiente: «Soy una admiradora secreta, y aunque cada día nos vemos, no sabes que yo soy yo. Necesito descubrirme al fin y revelar mi identidad. Si eres el hombre fuerte y valiente que yo creo, acude esta noche a la Calle xxx n.º *tal* piso *cual* a las 19:30 horas (anota la dirección de vuestra casa para que sepa tu identidad y que el juego es inofensivo). He de entregarte algo que estoy segura de que te puede interesar».

Estos juegos entre parejas que llevan muchos años juntas son especialmente bonitos porque interpretas un papel diferente al rol diario de pareja estable, con los hijos, el trabajo y la casa de siempre. Y el hombre agradece muchísimo que la mujer lleve la iniciativa e introduzca un estímulo de intimidad entre ambos.

Pero esto sólo debes hacerlo si es natural para ti, si va contigo, te apetece y disfrutas con ello. Son sólo ideas. Yo he hecho muchas tonterías de estas con mis parejas y nos hemos reído muchísimo. Para tu pareja es como tener varias novias distintas, y esto para un hombre es un gran estímulo.

> Para un hombre es igualmente importante saberse querido por su mujer, y esto no se nos puede olvidar, porque los halaga y hace que se sientan valiosos.
> La mujer debe saber jugar con el misterio y la independencia, junto con la lealtad, la valoración del otro y el compromiso entre ambos.

> La oportunidad perfecta para arriesgarte en la vida a cambiar y ser excéntrica, divertida, alocada, o como a ti te dé la gana ser, es ésta.
> Tu cerebro, tu intuición, tus hormonas, la sabiduría de media vida vivida y el óxido nítrico te apoyan.

Pero no te lances al vacío si no ves clara la propuesta o si necesitas pasar primero por la fase de la ley del crecimiento, que explico en el curso del «Manual Mágico de Manifestación de Deseos». Esta ley te pide sanar lo que haya dentro de ti que pueda estar frustrando tu éxito en el proceso de transición por el que debe ser la etapa más fantástica de tu vida.

Si sientes miedo, escarba si es que no te valoras lo suficiente o si tu intuición te indica que el otro está perdiendo interés. Diseña una estrategia para llegar al fondo de la cuestión y solucionarlo. Bien puedes ponerte a trabajar al máximo en tu autovaloración con las ideas y sugerencias de este material, o contratar al mejor profesional para que te ayude. Recuerda que tú ya sólo quieres lo mejor para ti. Mereces sólo lo mejor. Y si te parece que él está perdiendo interés y quieres recuperarlo, pon en práctica alguna de las locurillas inofensivas que se han explicado y espera a ver qué pasa.

Tal vez te encuentres sorprendida con el cambio a mejor que da tu vida; o puede que descubras algo menos positivo a lo que hay que prestar atención. La sabiduría del climaterio y la seguridad en ti misma alumbrarán tu camino hacia lo que mereces, y te hará tomar las decisiones que sumen a tu transformación. Acepta, suelta y confía, pues el miedo no sirve de nada, y tú ahora eres fuerte para no conformarte con lo que ya no es para ti.

En el siguiente tema, veremos cuatro claves interesantísimas para transitar por esta etapa de la vida en armonía contigo misma. Porque este cambio debe hacerse disfrutando de él. Leerás muchas otras ideas poco comunes, y seguiré compartiendo más facetas personales de esta Morenini que aún tiene mucho por descubrirte.

¡No olvides que hace falta valor para vivir una vida placentera y sana!

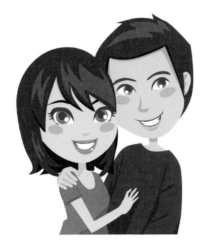

EJERCICIO N.º 10

Aprende a valorar tu cuerpo y a sentirte atractiva y sexy. Anota la fecha en la agenda donde realizas todos los ejercicios. A continuación, diseña una estrategia divertida para llamar la atención y volver a enamorar a tu hombre. Ya te he dado varias ideas. Utiliza alguna o crea la tuya propia.

Establece una fecha para llevarla a cabo y ¡adelante!

Si sale bien, programa varias locuras de este tipo, al principio más seguidas, y, luego, más de vez en cuando o cada vez que te apetezca. ¡Me encantaría que me contaras tus locuras y qué efecto tuvieron en vuestra relación!

TEMA 8
LAS CUATRO CLAVES PARA TRANSITAR POR ESTA ETAPA EN ARMONÍA

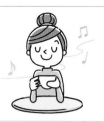

Clave n.º 1: la aceptación

Ya sabemos que *menopausia* es un término que se emplea de manera incorrecta para referirse al climaterio, un período natural de la vida de la mujer, donde se da por hecho que sufrirá sofocos, nerviosismo y cambios de humor, además de cansancio e insomnio.

Si las personas no tuviéramos conflictos de ningún tipo, ni con otros ni con nosotras mismas, pasaríamos por los cambios entre etapas vitales adaptándonos en armonía, porque soltaríamos la etapa anterior y nos abriríamos a recibir los beneficios asociados al cambio y a la nueva etapa.

> Como esto no es así y, sobre todo, como tenemos conflictos en nuestras relaciones (incluida la que tenemos con nosotras mismas), si aparecieran síntomas molestos en los cambios de etapa, significa que es hora de ser consciente de que es necesario cambiar de aires, tanto de prioridades como de objetivos, soltando y abriéndonos.

Si no lo haces, por falta de atención a ti misma, porque piensas que no puedes o porque no concibes que ésta sea la misión del síntoma, el cuerpo entiende que te resistes al cambio. Para que lo notes, utilizará los malestares y desarreglos del climaterio como vehículos del mensaje.

Ahora que sabes todo lo bueno que puedes recibir en esta nueva etapa de la vida, es necesario que aceptes que llega. *No se trata de resignarse en el sentido de la mártir que sufre, sino en el sentido de la persona inteligente y madura que tolera lo que hay. Tolerar es permitir que algo suceda, aunque tengas alguna resistencia.*

Si consientes que el cambio suceda y te enfocas en aceptarlo, soltando las obstinaciones que puedas tener, como el miedo a envejecer, a aumentar de peso, a ser menos mujer, a sufrir el síntoma que sea... o la resistencia específica que tengas, entonces entrarás en una etapa de mayor reflexión e introspección, que te gratificará con un gran crecimiento espiritual.

Muchas mujeres piensan internamente que han perdido valor en el mundo, tanto por parte de sus seres queridos cercanos como de la sociedad en general, que las ve envejecidas. Por eso ya no se sienten atractivas o deseables, y su autoestima, que podría incluso estar muy mal ya antes por otros sucesos vitales, ahora cae en picado. Pueden sentir una enorme amargura por haber perdido unos años de su vida en los que podrían haber hecho alguna cosa, para lo que hoy en día no se sienten ya capacitadas. Y culparse por ello, infravalorándose aún más. Si una se detiene a pensar, se da cuenta de que, en realidad, lo «no hecho» ha dejado de ser importante para una misma.

> Aceptar que se cambia de etapa es la clave principal. No se trata de aceptar envejecer. Porque el climaterio es la etapa de la adultez media, no es la etapa del envejecimiento.

Al envejecimiento ya llegaremos y también será un regalo. Grábatelo a fuego: la menopausia (en realidad, todos los años del climaterio) es la etapa media de la adultez cuando maduramos algo más, y no el comienzo de la etapa de la vejez (falta la adultez tardía entre ambas).

El conflicto viene de la creencia errónea de que menopausia y envejecimiento es lo mismo. No tiene ningún sentido pensar que, si la esperanza de vida de una mujer en 2020 llega hasta los 87 años de media, somos viejas desde los 50. Es decir, ¿por qué en una vida normal se considera que los años que corresponden al 57 % final tienen que ser años de vejez?

Sólo quien esté muy desconectada de sí misma puede no apreciar lo maravilloso que es cumplir años, y, en este sentido, ir acercándonos a la vejez, para encontrarnos mejor en el mundo. Me refiero a superar miedos, traumas, inseguridades, a aprender técnicas para vivir mejor, a acumular amistades de calidad, experiencias y recuerdos mágicos, a conocerse bien una misma y saber elegir mejor, a desarrollar cualidades y gestionar imperfecciones. En definitiva, a ser libre.

Este aprendizaje no se halla en el cerebro ni en las vivencias de una mujer de 17 años, aunque tenga un cuerpazo y la piel más tersa. Además, hoy en día tenemos la gran suerte de que las maduritas estamos de moda.

¿MILF O WHIP?

A partir de 1995, comenzó a utilizarse el término MILF, un acrónimo en inglés que da nombre a una clasificación pornográfica denominada Mother I Like to Fuck (algo así como querer tener sexo con una mujer que ya es madurita, puesto que ya ha dado a luz alguna vez, es decir, que indica que estar con una mujer experimentada atrae al hombre joven o no tan joven, que encuentra morbo en ello).

Quizá pienses que es utilizar a la mujer como un objeto sexual y te moleste. O tal vez no. En cualquier caso, lo que trato de mostrar es que no parece que las madres maduritas hayan perdido su atractivo sexual, cuando la pornografía, una industria basada en la maximización de sus beneficios, ha otorgado una categoría a las MILF que le resulta rentable.

Este término parece peyorativo, pero no sólo se emplea en la pornografía, sino también para definir a quien se siente atraído por alguien, que, por su diferencia de edad, podría ser su madre.

Yo he conocido parejas así. No una ni dos, sino bastantes. Con diferencias de edad de más de veinte años, y siendo la mujer mayor que el hombre. Analizando lo que podían tener en común, me he dado cuenta de que en estas parejas siempre el hombre era el más guapo y el que más cuidaba su aspecto. ¿Te sorprende?

Quizá por ser más joven. Pero siendo más guapos y más jóvenes, estos hombres tenían otra cosa en común: *la admiración que había en sus ojos cuando miraban a sus mujeres. Ese brillo en la mirada que vemos los demás desde fuera.*

¿De qué tipo de admiración hablamos? Cada cual tendría la suya. No vi nada en común entre las mujeres de aquellos hombres, más allá de que eran muy normales a todos los niveles. Ni especialmente guapas o inteligentes, ni con tipazo ni millonarias.

Sí se solían cuidar y estaban bien conservadas, pero a niveles alcanzables, no eran diosas ni ex modelos. Y cada una atraía a su hombre por algo que él veía en ella, mucho más allá, más profundo, que la edad biológica.

Algunas mujeres se ofenden y otras, según sus valores, se sienten halagadas con el término MILF. El caso es que, algo más tarde, en 1997, la escritora británica Bibi Lynch creó un nuevo término, mucho más empoderador y asertivo: WHIP.

¿Cuál sería la traducción del acrónimo WHIP?

Women who are Hot, Intelligent and in their Prime, lo que podríamos traducir como mujeres que son atractivas, inteligentes y que consideran que se encuentran en su mejor momento vital.

Como son inteligentes, atrayentes e interesantes, y saben que están en su mejor momento vital (imagino que ya te voy convenciendo de que la mejor etapa de tu vida puede ser el climaterio si así lo decides), estas mujeres se sienten seguras de sí mismas y *merecedoras de lo que deseen*.

Por esta razón, a algunas que estén solteras, viudas o que se acaben de divorciar les apetece buscar parejas más jóvenes que ellas.

El hombre, a la edad en que la mujer se encuentra en el climaterio y despierta ilusiones y sueños dormidos, lo que prefiere es descansar y disfrutar de su casa. Hay una especie de cambio de roles. En muchos casos, se volverá el cocinero y el organizador de la casa. Porque a menudo, la mujer, renovada, se interesará por mil temas, e irá y vendrá todo el día.

Si hay amor, respeto y admiración, la pareja seguirá junta, viendo este cambio de roles como un suceso divertido e inesperado. Pero volvamos a la mujer y al término WHIP.

¿Sabías que, a Madonna, de 64 años, a Jennifer Anniston, de 54, e incluso a Cameron Díaz, de 50, se las llama WHIP? Es un término que empodera a la mujer madura. Y existe una enorme franja de edades y mujeres bellas y admiradas a las que se las denomina así.

Aunque el porno no perdona y también existe la categoría WHIP; de hecho, la palabra *whip* significa «látigo». Fíjate en el cambio de perspectiva actual desde MILF a WHIP, donde podemos comprobar cómo la mujer pasa de ser valorada por su experiencia sexual, como un objeto de placer, a ser admirada por su atractivo e inteligencia en general, que la dotan de la seguridad de saberse en su mejor momento.

Es como la *performance* de una *dominatrix*, la mujer que adopta el papel dominante, no el sumiso. Estos extremos morbosos del porno, que bien podrían aparecer en una película de Almodóvar, no son la realidad cotidiana de una MILF o una WHIP, claro está. Lo que quiero es que observes que cuando vas entrando en los 40 y viéndote algún achaque, puedes cometer el error de entrar en una crisis negativa de autoestima. Y puedes olvidar lo que vales, más allá de esas canas o mayor caída del cabello, de las arrugas en los ojos o las manchas de la piel… Y, como consecuencia de ese olvido, dejar de lado también tus sueños y deseos, y someterlos a la vida que te arrastra hacia unas obligaciones y tareas que no sabes si quieres seguir asumiendo, pero en las que te ves atrapada.

> Y te conviertes en una MILF, en sentido figurado, una mujer que hace las veces de objeto (aunque no estrictamente sexual) para satisfacer (como en el porno) las necesidades de su marido, hijos, padres, jefe, compañeros, amigos…

Pero entonces, la etapa de la adultez temprana da paso a la adultez media con el inicio del climaterio hacia los 45 años.

> Y tu cerebro empieza a cambiar, apoyándose en los síntomas físicos para llamar tu atención, conectando con aquello que dejaste arrinconado en el fondo de tu corazón y que, intuitivamente, sabías que era para ti.

El climaterio es el regalo que te convierte en WHIP. Por eso no hay que sufrirlo, sino aceptarlo con ganas.

- ¿Qué mujer no está deseando sentirse bien en su piel a todos los niveles, en cualquier circunstancia, sabiendo de su atractivo, su enorme intuición y con una nueva comprensión de quién es y de los misterios de la vida?
- ¿Qué mujer no desea ser la diva que destaca allá donde vaya, no precisamente por su soberbia o engreimiento, sino por su calidez, dulzura, empatía, humildad, receptividad y cariño?

La inteligencia para sacarle el máximo partido al climaterio y ser una WHIP te la proporciona el hecho de no resistirte al cambio. Debes buscarle el lado positivo y jugar con él. Quizá siga sin gustarte que nos llamen de un modo u otro, aunque a mí me encanta lo de WHIP, considerando juntos el lado fuerte y el dulce. Este apodo es un elogio absoluto a la mujer madura, que sabe lo que quiere, que está segura de sí misma y que por eso se siente sexy. Y lo anterior no está reñido con ser amorosa, cálida y buena persona, generosa y altruista. Porque el proceso del climaterio te completa como mujer.

Por eso, una mujer WHIP no tiene miedo a que a su lado haya un hombre más joven, porque sabe que lo merece si lo desea. Que *si este hombre más joven está con ella, es consecuencia de la energía que ella emana por la autovaloración que tiene de sí misma.* Porque se ha entregado a transitar por la etapa media de la adultez, con inteligencia, valor y amor a los demás, a la vida y a sí misma.

Una mujer inteligente no es la que más éxito profesional o dinero tiene. De hecho, seguro que te han contado mil veces historias sobre mujeres de pueblos o aldeas, que nunca habían salido de donde residían, que eran analfabetas, y que enamoraron para siempre a un partidazo de hombre que pasaba por allí. Mi abuela me contaba estas historias a menudo.

Por eso yo aprendí algo sobre el atractivo de una persona, y no me refiero sólo al atractivo de una mujer para atraer a un hombre, porque *la mujer puede perfectamente decidir seguir su vida sin pareja o incluso querer cambiar de identidad sexual,* al ser éste uno de los cambios que le pida esta etapa.

> *El atractivo de cualquier persona es su seguridad en sí misma, que se alcanza precisamente cuando conecta con su vulnerabilidad y miedos más profundos, pudiendo incluso, si lo desea, hablar de ellos con absoluta naturalidad e incluso reírse de sí misma.*

¿Por qué? Porque *conoce la riqueza del ser humano debido a su propia experiencia vital* y sabe que todos, sin excepción, albergamos temas no resueltos, intimidades de las que nos avergonzamos, cosas que querríamos poder cambiar e inseguridades, entre otras cosas.

Pero esta mujer WHIP, tal y como yo la entiendo, y tal y como el climaterio me va a llevar a ser, porque así lo he decidido, ha utilizado los tipos de inteligencia que la vida le ha otorgado (se han clasificado hasta doce tipos, como la inteligencia creativa, la interpersonal, la musical, la numérica... ¡tenemos varias de estas a la vez!), junto con el *desarrollo de su intuición y amplitud de miras,* gracias a los cambios hormonales que se han producido en su cerebro durante el climaterio.

Y con ello y su voluntad, y con ayuda profesional de calidad si lo ha necesitado, *ha ahondado en el conocimiento de quién es a un nivel muy profundo* para darse a luz de nuevo, potenciándose a sí misma en lo que más le enorgullece de su ser, *lo que la dota de mayor autoconfianza y hace que de ella emane algo muy especial.* Esto tan especial es, por un lado, *fortaleza e independencia.* Porque el proceso interno experimentado en esta transformación la ha dotado de *gran autovaloración y es consciente de todos los recursos que tiene dentro de sí para afrontar la vida* tal y como se presente.

Y, a la vez, como ha bajado al infierno de las profundidades más miserables de sí misma, con valentía, con la ayuda que con humildad y coraje ha pedido, si lo ha hecho, mostrando su sedimento abiertamente a las manos sanadoras adecuadas, es mucho más humana y compasiva. Y esta humildad y humanidad también se emanan. Y la nueva diosa tan fuerte y poderosa que ha nacido combina también en la misma dosis su enorme cercanía y compresión hacia los demás seres humanos, que gozan de su compañía al instante.

La mujer WHIP, definida a lo Morenini, es la que hace de la menopausia la mejor etapa de su vida, pues atrae a todo tipo de personas con su vibración serena, amable, sencilla, tierna y valerosa.

Y ella puede elegir y no conformarse con las relaciones que más le aporten a todos los niveles que desee, para seguir creciendo. Porque el camino que ha recorrido la hace más merecedora que nunca de todo lo que quiera para sí misma.

Entonces…

¿Miedo a dejar de ser deseable? ¿Sensación de que vale muy poco? ¿De que es vieja? ¡Eso ya quedó atrás porque así lo has decidido! Y porque no te pertenece.

Pertenece a una sociedad anticuada que se quedó en MILF. Ahora sabes que aceptar no significa permitir que lo que esté ocurriendo, si te hace daño, siga haciéndotelo sin control.

Aceptar es abrir los ojos a la realidad, ver lo más objetivamente posible el escenario dónde te encuentras, *con toda la suciedad y, a la vez, con todos los trofeos.* Aceptar no es rendirse hundida en miedos, temores que, como ves, con mucha facilidad se puede ver que son infundados.

Aceptar el cambio de etapa no es olvidarte de tu enorme poder que se estaba quedando enterrado a mitad de tu vida y que te pide a gritos que le permitas salir ahora, como en un parto, para darte de nuevo a luz. Es comprometerte con ello. Pero, esta vez, pariéndote completa y realizada.

Porque si cambias de etapa vital, tú también tienes que cambiar. Y la sintomatología que te pone de mal humor, como los sofocos o la rabia sin venir a cuento, es tu poder interior que golpea la puerta de tu alma, cada vez con más fuerza, para que le permitas acompañarte y convertirte en ese ser que emana tanta luz… Una luz que todo el mundo a tu lado siente, un *brillo que desprendes*, que proporciona tanta *paz y serenidad* que nadie repara en si tienes menos pelo, michelines o una arruga en la cara. ¡Nadie lo ve! Porque irradias un brillo tan poderoso que lo que verán los demás es que *tu presencia les alumbra el alma*. Y se irán prendados de tu luz. Y si en este proceso también quieres ponerte extensiones en el pelo, o deshacerte de esos michelines y de las arrugas, ¡hazlo! Hazlo por amor y respeto al ser de luz inmaculado que emana de ti, hazle el regalo de potenciar esa belleza interior, obséquiale comiendo bien, vistiendo preciosa, incluso en casa.

Deshazte de esa celulitis si así lo deseas. ¿Quién dijo que esté mal? Haz lo que tú quieras para ti, para honrarte y disfrutar al exhibir tu belleza. Luce tu máximo potencial en la mejor etapa de tu vida. Te lo mereces. *Pero sé WHIP, no MILF.* Todas las mejoras estéticas que hagas han de ser el resultado de lo que te gusta y valoras. De vivir al máximo tu nueva plenitud.

> Esas mejoras estéticas nunca deben proceder de un rechazo a tu perfección, de un miedo o de un complejo que te impulse a someterte a algún tratamiento para que tu marido siga a tu lado o porque te sientes incapaz de atraer a una nueva pareja.

Haz lo que desees, siempre bajo la máxima de usar la inteligencia de una WHIP, que *sabe encontrar su atractivo y sacarle el máximo partido, porque se gusta y se quiere lucir.* Porque así inspirarás a otras mujeres, que aún no hayan conseguido ver que brillar siendo menopáusicas no es algo ridículo, sino que es lo más sabio.

Ayudarás al cambio de perspectiva en aquellas otras mujeres que sigan creyendo que hay que combatir la menopausia, y que pudiendo ser mucho más felices subiéndose al carro del cambio, aún se sientan desgraciadas, inmersas en luchar con todas sus fuerzas contra nuestra maravillosa biología y, además, para acabar perdiendo la batalla.

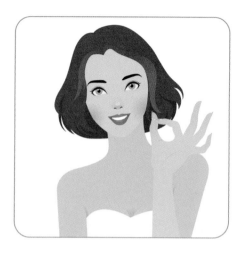
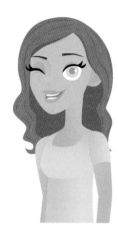

Durante el climaterio, además, la mujer potenciará su feminidad. En un mundo en el que desarrollar las cualidades de la feminidad, como comprender a los demás, ser educada y delicada en las formas, mostrar afecto, atenderse y cuidarse, así como cuidar a los demás con fortaleza, aportándoles sostén emocional... se valora muchísimo porque escasea.

Así que ya tenemos claro que el camino para empezar tu transformación, quererte y valorarte surge de la aceptación de lo que hay, mirándolo con esta nueva perspectiva, desde *donde esa aceptación produce movilidad,* dando lugar a permitirnos hacer los cambios que nos surjan de dentro.

Se trata de una aceptación amplia y positiva.

Cuando te decidas a aceptar con los brazos abiertos este nuevo reto de la vida como un proyecto personal de transformación en una diosa del atractivo y la bondad, el siguiente paso es…

Clave n.º 2: saber cómo te sientes

Es posible que, al leer la 1.ª clave, te sientas más feliz, reconfortada, inspirada y expectante por todo lo que aún nos queda por ver, que te prometo que seguirá siendo de gran ayuda.

Quizá, en cambio, puedan salir tus resistencias y dudas. Como una mezcla de emociones que parece que paralizan el hecho de seguir adelante con la propuesta. ¿Será también para ti?

Analiza qué ha despertado en ti la clave n.º 1. Hazte preguntas como éstas:

- ¿Sientes ilusión?
- ¿Sientes miedo?
- ¿Sientes inseguridad?
- ¿Sientes que me he venido demasiado arriba en las páginas anteriores pero que esto no es para ti?
- ¿Confías en mí?
- ¿Te lo crees?
- ¿Tienes más ganas de seguir?
- ¿Estás deseando saber cómo y no das con ello?
- ¿Tienes paciencia para seguir avanzando con este material con el cambio de perspectiva que propongo?
- ¿Qué palabra o palabras definirían lo que sientes en este momento?

Sea lo que sea que sientas, debes identificarlo.

Y, para ello, lo mejor es escribirlo. Pero escribirlo de corrido, sin censura, lo que vaya brotando de tu ser. Escribe lo más rápido posible, aunque te parezca que te contradices. Anota todo, hasta que sientas que has vaciado todas las emociones que albergas.

Detente unos instantes y realiza el siguiente ejercicio. No sigas leyendo sin hacer antes el ejercicio.

EJERCICIO N.º 11

Toma tu cuaderno personal de transformación y, tras anotar la fecha del día de hoy, sin pensarlo mucho, comienza a escribir sobre lo que sientes ahora.

Seguramente tendrás una mezcla de sentimientos diferentes, algunos de ellos relacionados con lo que acabas de leer, que te pueden estar presentando un nuevo paradigma interesante o confrontándote con el que tuvieras antes de leer esa parte del libro. Y sentirás también cualquiera de los síntomas del proceso del climaterio que tu biología haya decidido que te corresponde soportar en este momento para acercarte más a tu propio corazón.

Sea lo que sea lo que sientes, ya sea físico o emocional, anótalo todo de una vez sin pensar mucho, aunque la letra no sea bonita. Tus emociones nunca serán incorrectas. Tus emociones son una fuente de información con un altísimo valor. Así que comienza a escribir lo que sientes, sin vergüenza, sin detenerte; esto es para ti y para tu propio proceso de transformación; cuantas más emociones escribas que sientes, mucho mejor. Hasta que ya no te quede ninguna dentro.

Por ejemplo: «Siento que no voy a poder», «Me siento sola», «Siento poca confianza en mí», «Siento agotamiento», «Siento frustración», «Siento que me apetece la aventura», «Siento que poco a poco irá sucediendo», «Siento que...».

Toma tu cuaderno y empieza:

- Siento que...
- Siento que...
- Siento que...

Cuando acabes de escribir todas las emociones, agrúpalas en dos columnas:

- La de las *emociones potenciadoras,* que suman valor al que ya tienes, para alcanzar tu objetivo de hacer de la menopausia la mejor etapa de tu vida, según la propuesta del material que estamos trabajando.
- La de las *emociones limitadoras,* que, aparentemente, restan valor a conseguir tu objetivo, aunque una futura WHIP aprenderá con rapidez cómo enfocarlas.

Clave n.º 3: aceptar lo que sientes

Ahora ya tienes dos columnas. En una de ellas has escrito cosas muy bonitas, posiblemente algo como: «Ganas», «Inspiración», «Sé que puedo», «Buen ánimo», «Me encanta», «Quiero ser una WHIP», etc.

Sin embargo, en la otra, es posible que hayas anotado algo semejante a: «No tengo energía suficiente para esta propuesta», «No puedo destrozar mi vida y hacer cambios en este momento», «No sé ni lo que quiero», «No tengo confianza en que pueda estar en el futuro que describes», «Mis síntomas físicos me inmovilizan», «Me siento fea, gorda, vieja y poco interesante», etc.

> Si el contenido de tus dos columnas se parece en algo a lo anterior, es absolutamente normal. Ambas emociones son tuyas, y lo que nos revelan es información, ninguna es mala.

Por eso, vamos a hacer un nuevo ejercicio:

EJERCICIO N.º 12

Activa cuatro alarmas en el móvil, repartidas a lo largo del día. Cuando suene cada una de ellas, pregúntate:

• ¿Qué estoy sintiendo ahora mismo? Y escribe en tu cuaderno lo que surja de tu interior respecto tanto a lo físico como a lo emocional. No te censures, lo que salga de tu mente espontáneamente es lo que debes anotar, ya sea rabia, alegría, dolor en las mamas o ganas de anestesiarte tomándote una botella entera de tequila. ¡Anota la fecha de hoy!

• Después, *imagina que te das permiso para aceptarlas,* comenzando por cualquiera de las emociones que estás sintiendo, aunque no te gusten. Permítete sentirla realizando una respiración profunda y poniendo un foco mental en ella. Por ejemplo, si sientes rabia, respira hondo, imagina esa rabia y concédete permiso para sentirla.

Cuando acabes, haz lo mismo con la siguiente emoción, si es que hay varias a la vez. Por ejemplo, respira hondo y céntrate en el dolor de tus mamas, dándote permiso para sentir dicho dolor.

• Ahora, por último, pregúntate: *¿cómo me siento ahora mismo?* Y escribe en tu cuaderno lo que sientas, de nuevo tanto respecto a lo físico como a lo emocional. No te censures.

> No hay respuestas buenas o malas. Sólo debes explorar cómo te sientes cuando aceptas una emoción del tipo que sea. Y que aparezca en tu cuaderno junto con la fecha.

Clave n.º 4: establecer límites

Establecer límites tiene que ver con respetarte a ti misma y a tu propio bienestar. Tus límites son tuyos y no tienen por qué coincidir con los de los demás, y mucho menos estar validados por nadie externo a ti. Eres tú quien los decide y los pone.

¿A qué me refiero?

• A decir que no si no quieres hacer algo.
• A atreverte a decirle a alguien que no te gusta cómo te trata.
• A dejar de asumir tareas que consideras que no te corresponden.
• A pedir lo que quieras sin miedo, aun pensando que te rechazarán o que molestas.
• A defender tu punto de vista frente al de otros, aunque no coincida.

Pero haz todo esto con calma, empatía y delicadeza, a la vez que lo dejas claro. Alguien que no se respeta y asume lo que considera que no le corresponde desarrolla *rencor y amargura hacia los demás.* Y los demás no se enteran del daño que causan y, por ello, no pueden corregir su comportamiento.

Te *sentirás muy culpable porque pensarás que defraudas al otro* si no te sitúas por debajo y aceptas lo que demande de ti o que no te ofrece lo que necesitas. *Permítete sentir esa culpa,* como hemos visto en el ejercicio anterior. Es muy desagradable, pero siéntela.

Quizá te indique algo, como ser más delicada la próxima vez, o, al contrario, que tienes que practicar más y que ya has dejado que te invadan demasiado. Sea lo que sea, *es información que debes recibir sintiendo la emoción como en el ejercicio anterior.*

EJERCICIO N.º 13

Piensa en dos personas a quienes les tienes que poner límites en algo. Tienes que poder ser tú misma en tus relaciones, pero siempre con amor y delicadeza. Diseña una estrategia para poderles comunicar con serenidad lo que sientes y has decidido. Y comprométete en hacerlo en no más de una semana.

A continuación, muestro un ejemplo sencillo para inspirarte: imagínate que cuando te llaman por teléfono, tu pareja te pregunta quién es. Normalmente es una pregunta inocente que pretende saber de ti y compartir, pero puede que a ti eso te haga sentir que invaden tu terreno. Puedes muy bien (y debes hacerlo antes de una semana) decirle:

• Cuando me preguntas con quién he hablado, no sé por qué me sienta mal. Sé que no hay ninguna mala intención en ello. Quizá sea algo mío que tengo que investigar. Mientras lo averiguo, por favor, ¿sería posible que no me lo preguntes más?

TEMA 9
INSPIRACIONES PARA SER FELIZ

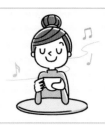

Como se ha podido comprobar, aceptar y soltar van siempre de la mano. Para aceptar algo nuevo es imprescindible soltar lo viejo, porque lo nuevo necesita ocupar su espacio. Y ahora es también un buen momento para mudarte de casa o tirar trastos acumulados que ya no significan nada para ti. Una nueva etapa vital implica renovación. Deshazte de los objetos y muebles que ya no tengan sentido en tu vida para completar tu renovación. Dona prendas de ropa que no uses y que conserves en buen estado. Despeja los armarios de la cocina de alimentos y utensilios que no van más contigo. Regala libros usados.

Haz una limpieza física de los productos que tienes en el baño y de los de limpieza. Renuévate a todos los niveles posibles. Di adiós a las relaciones que te impidan ser tu nuevo tú o que consideres que te quitan energía para vivir plenamente. El objetivo es vivir libre, con menos cargas y sin dependencias, al máximo nivel que esté en tus manos. Tanto en tu casa como en tu mente. Despeja todos tus espacios de emociones tóxicas y renueva la frescura de tu hogar, o crea uno nuevo acorde con tu yo actual.

Me gustaría que fueras consciente de lo sencilla que es la vida cuando te despojas de creencias que te bloquean o de cargas que no te corresponden. El Dr. Enrique Rojas, psiquiatra, en su libro *Todo lo que tienes que saber sobre la vida*, nos ofrece una visión muy interesante, concreta y amable sobre cómo vivir nuestra vida para sentirnos felices y en paz. A mí me cuadran mucho estos consejos. Son gratis, están al alcance de cualquiera y se han elegido con la sencillez típica de un genio (porque para mí este hombre lo es).

En este libro hay algunas buenas ideas que he extraído del suyo, y que yo he ido comentando adaptándolas al climaterio. Me inspiran y me hacen sentirme feliz al tenerlas presentes y poner voluntad en cumplirlas. Y, además, son perfectas para esta etapa de la vida:

- La felicidad consiste en *cerrar las heridas del pasado.* No cargues con resentimientos, enfados ni odios, porque a quien le hacen más daño es a ti.
- *Vive instalada en el presente* sabiendo sacarle el máximo partido. Encuentra lo positivo. Que no lo veas no es que no exista. Búscalo y entrénate enfocándote en las cosas pequeñas.

> Advertirás que, cuanto más te enfocas en las pequeñas cosas, más descubres que no existen cosas pequeñas.

- *Vive empapada de futuro.* Lo que está por llegar, tu porvenir mágico a medida que transitas con amabilidad, disposición y paciencia por esta etapa vital.
- *La felicidad es tener buena salud y mala memoria.* Cuídate bien. No lo demores más. Y, a la vez, aprende a olvidar cualquier ofensa o agravio, poniéndolo en perspectiva y contexto, dándole la importancia que tiene, sin magnificar las tonterías.
- *La felicidad es el sufrimiento superado con una visión positiva de la vida y una voluntad resistente al desaliento.* Cada mañana es un comienzo. Tienes años por delante, no necesitas correr, pero sí saber en qué dirección quieres orientar tu vida y mantenerte firme en ello. Ríete de ti misma cuando pierdas el aliento y date una palmadita en la espalda por todo lo que has conseguido hasta el momento. Así te motivarás para seguir adelante.
- *Ten un proyecto de vida coherente y realista,* que puede ser un nuevo trabajo que te agrade y que saque lo mejor de ti misma, donde te sientas ilusionada y valiosa. Quizá puedas iniciarlo a la vez que mantienes tu trabajo actual o cambiar directamente. O tal vez pueda ser un voluntariado para prestar servicio a quien más ayuda necesita.
- *Ten capacidad para apreciar las pequeñas alegrías y los placeres de la vida ordinaria,* todo aquello a lo que no damos valor, por ser pequeño o porque lo tomamos como garantizado, pero que muchas personas, aunque no lo creas, no pueden acceder a ello. Por ejemplo, las palabras y gestos amables que recibimos, los detalles que otros tienen con nosotros, los besos de nuestros seres queridos, un día soleado en invierno, la belleza de una tormenta, esos bombones especia-

les, poder tumbarte a descansar con tu gatito encima, ver feliz a alguien a quien quieres, etc.

- *Aprende a valorar las cosas que has conseguido en la vida.* No se trata de volverse egocéntrica, pero tampoco de minimizar tus logros ni de restarles importancia.

> Todo lo que has ido superando en la vida te demuestra lo mucho que vales y te recuerda que esa fortaleza y determinación aún siguen en ti.

- *Pon los medios adecuados para hacer felices a otras personas.* Hacer algo por los demás nos llena de vida e ilusión. Seguro que disfrutas mucho cuando eliges un regalo para alguien o le dejas una nota cariñosa. Estos detalles que alegran la vida a los demás funcionan de manera bidireccional, porque también nos la alegran a nosotras.
- *Has de saber que soltar y aceptar van de la mano,* como decía al inicio de este tema. Ésta es una ley natural que no podemos cambiar y hemos de saber ponerle freno a las expectativas excesivas.

Todas las inspiraciones que estamos viendo para ser felices no se deben tan sólo leer, sino que deben interiorizarse hasta el punto de que se conviertan en nuestras y habiten en nuestro interior. Como cuando usamos refranes de manera automática. Además, por mi parte, deseo añadir otras inspiraciones para ser feliz:

- El Dr. John F. Demartini publicó, hace casi 30 años, el libro *Dar gracias a la vida*, aún en venta, donde modifica el concepto de lo que consideramos incurable. Para nosotros, lo incurable es lo que no tiene cura.

> La palabra *incurable* es la misma en ambos idiomas. Aprovechando que uno de los significados en inglés de la palabra *in* significa «dentro de», el Dr. Demartini nos hace ver que todo lo que parece incurable, es porque se cura desde el interior.

El Dr. Demartini nos deja muy claro en su libro que cuando estamos enfermos es fácil delegar el poder de nuestra curación en los medicamentos o en algo externo a nosotras, como las indicaciones del médico. Sin embargo, el verdadero poder de curación del organismo se encuentra en la gratitud y en el amor incondicional de nuestro corazón.

Está claro que el climaterio, como manifiesta peticiones de nuestra alma que es necesario que oigamos a través de síntomas desagradables, que la medicina trata de combatir, puede ser considerado para muchas personas como una enfermedad. Ya sabemos que no lo es, pero su frase es asimismo válida. A continuación, explico lo que significa para *mí* este párrafo del Dr. Demartini. Cuando nos sentimos mal, física o anímicamente, es fácil (y habitual) buscar la mejoría tomando medicamentos o en algo externo a nosotros. Considero que no es un error hacerlo, incluso aunque los fármacos no sean naturales o lo externo que busquemos puedan ser gratificaciones efímeras, e incluso mundanas o superficiales, como hacer compras o comer carbohidratos.

Todas las personas necesitamos muletas en algún momento de nuestra vida. ¿Qué hay de malo en apoyarse en un bastón para poder caminar? La única condición es que lo usemos para eso, para caminar, como una ayuda que minimice nuestro dolor y nos permita, a la vez, entregarnos a buscar la verdadera curación.

> Lo único que puede curar del todo a una persona es la comprensión de lo que le está sucediendo, su porqué y su para qué.

Es necesario comprender que las cosas que ocurren en la vida, y que nos desagradan, no suceden para fastidiarnos, sino para hacernos un favor. ¿Recuerdas que lo hemos estudiado en temas anteriores?

Las molestias y lo que nos sacude (y cuanto mayor es la sacudida, *más* lo hacen) nos aportan algo muy grande, que a veces sólo llega cuando nos rendimos y nos dejamos cuidar por quienes nos quieren. O apoyándonos en los mejores profesionales para decirles la verdad de lo que sentimos, si por lo que sea sientes que serán quienes mejor te cuidarán.

Si te entregas al camino que estás recorriendo, con bastón, muleta, de rodillas o tumbada, pero con la clara intención de salir adelante, conectarás con lo que tu alma quiere decirte. Algo tan sencillo como que el verdadero poder de curación del cuerpo se encuentra en la gratitud y en el amor incondicional de nuestro corazón.

- *Gratitud a nuestro cuerpo* por ser capaz de expresarse a través de síntomas y hacernos entender lo que debemos sanar a nivel emocional.
- *Y amarnos sin reservas,* porque lo que nos toca sanar no es porque hayamos cometido errores en el pasado. Métete en la cabeza que la culpa es la peor de las emociones de baja vibración porque te paraliza.

Lo que debes sanar lo encuentras con claridad en el climaterio, la mejor etapa de tu vida cuando tu intuición y tu determinación a cuidarte desde dentro te muestran que solemos vivir desde fuera, enfocados en hacer y tener.

Y si ahora podemos hacer menos, porque nuestro cuerpo está distinto, o tenemos un cambio en el cuerpo que dista de la perfección que nos dicta esta época, nuestra reacción habitual y automática suele ser resistirnos a ello. Resistir conlleva sufrimiento, enfocada en conseguir determinados resultados que te has marcado a toda costa con visión túnel obsesiva. Cuando, aunque comiences caminando medio torcida, apoyándote en recursos a los que nunca habrías dejado entrar en tu vida, tomas la decisión de encontrar pequeñas cosas por las que estar agradecida, comprendiendo todo lo bueno que te va a traer este cambio de etapa. Podrás empezar a conectar desde la paz que da aceptar, sabiendo que lo que aceptas es un regalo que no puedes ver porque aún está envuelto con la esencia que hay dentro de ti, en tu corazón, que te muestra quién eres, más allá de lo que hagas o lo que tengas. Y eres consciente de que, pase lo que pase, todo está bien cuando estás en ti. Y comienzas a quererte, a gustarte, a confiar en tus sentimientos y acciones, a ser natural y a reírte con espontaneidad de lo que antes te hacía avergonzar, sintiendo libertad absoluta para poner los límites que tú consideres, respetando a la persona más importante de tu vida, que, por supuesto, eres tú.

Además, no te importará en absoluto que los demás te conozcan como eres, con tus defectos e imperfecciones; incluso podrás hablar abiertamente de ellas, porque sabrás que no eres menos valiosa por tener cosas que mejorar, puesto que cada cual tiene también las suyas.

Te comprenderás mejor a ti misma, y, por tanto, te amarás más y mejor, y como resultado de ello comprenderás mejor a los demás y sabrás querer de otro modo mucho más puro y sincero. Serás una mujer imperfecta, sí, pero que sabe cómo amarse, y por eso ama y percibe el alma de los demás con su intuición, queriendo más y mejor que nunca a quienes están a su alrededor.

Esto, como se hace patente en mi curso «Manual Mágico de Manifestación de Deseos», hará que atraigas a tu vida a personas que te sepan querer igual. Finalmente, nada puede impedirlo. Vas a hacer de la menopausia la mejor etapa de tu vida.

EJERCICIO N.º 14

Identifica cuáles son tus miedos sobre la menopausia, si es que existe alguno. Bucea en las profundidades de tu ser, porque, a veces, estamos tan desconectadas de nosotras mismas que ni siquiera sabemos lo que sentimos.

Este manual está pensado especialmente para mujeres de entre 35 y 70 años. Dependiendo de tu edad, es posible que sientas miedo con antelación, miedo real, o quizá culpa y arrepentimiento por no haberte sabido o podido cuidar. O tal vez no tengas miedo en absoluto porque has transitado por la menopausia de manera suave. Hay muchos tipos de mujeres.

Mi propuesta es que tomes tu cuaderno individual de crecimiento personal, anotes la fecha de hoy y hagas una lista con los miedos que tengas asociados a la etapa del climaterio y a los efectos de la menopausia, del tipo que sea.

Por ejemplo, en mi caso, dado que no tengo útero, pero sí ovarios, la menopausia se puede adelantar un poco (se cree que unos 5 años), ya que a los ovarios les llega menos flujo sanguíneo. Como tengo casi 50 años, aunque se me adelante 1 año, por ejemplo, imagino que la tendré a una edad normal. Sin embargo, uno de mis temores son mis huesos. Otro temor que tengo es el prolapso de vejiga, cuyo riesgo aumenta tras los embarazos (yo no quise tener hijos), pero también tras una histerectomía. Ahora que ya tengo identificados mis dos únicos temores, mi tarea es buscarles solución.

Para mis huesos, me suplementaré (se comentará más adelante) y me he comprometido a caminar y hacer ejercicio, tanto suave con estiramientos como utilizando peso libre. Y para prevenir el prolapso de vejiga y fortalecer mi suelo pélvico, practicaré a diario abdominales hipopresivas. Para ambos compromisos contaré con el apoyo de profesionales especializados que me realicen un estudio previo, diseñen los ejercicios adecuados para mí y me enseñen bien a ejecutarlos.

Mirar de frente a tus miedos es la manera de buscar soluciones. Aún no hemos llegado a todas ellas, dado que estamos a la mitad del manual. Anota todos tus miedos y, si ya las has encontrado, las soluciones. Y si aún no las hemos visto, deja espacio en tu cuaderno para irlas escribiendo más adelante, con su fecha, a medida que sigamos con el estudio. Esto que vas a hacer por ti exige valentía y compromiso. Tú tienes ambos de sobra. Yo te conozco y lo veo en ti.

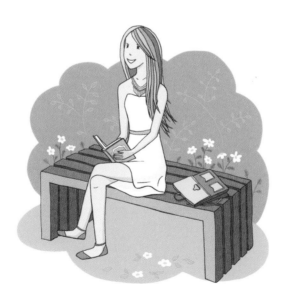

TEMA 10

UN VIAJE HACIA TI MISMA. EL SILENCIO Y LA CREATIVIDAD QUE TE CONDUCIRÁN A LA APERTURA HACIA LOS DEMÁS

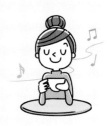

Cuando organizaba cursos residenciales en mi hotel rural La Fuente del Gato, donde nos hospedábamos los alumnos y yo misma durante diez días, no era raro recibir a alumnas con el climaterio, que me decían emocionadas que era la primera vez que salían de casa solas, dejando a su marido y a sus hijos. Era algo muy frecuente. Y que esas alumnas se atrevieran y fueran solas, por más que algunas sentían un poco de miedo y, otras, parte de culpa, estaba relacionado precisamente con la etapa vital del climaterio.

También tenía alumnas más jóvenes, pero más del 50 % se encontraban en el climaterio. Y para muchas era su primer viaje solas desde que se habían casado. Yo era muy estricta y obligaba a todo el mundo a guardar silencio desde las 21:00 a las 9:00 horas todos los días. Las alumnas asociaban estar en silencio con tener que acostarse, porque pensaban que no se podía hacer nada. Y yo les explicaba que la función del silencio no era acostarse y quedarse tiesa en la cama sin moverse e intentar dormir sin sueño. La función del silencio era estar con una misma. Ese tiempo lo podían dedicar a leer, a escribir, a repasar la materia del día, a darse un baño con sales de magnesio, a pasear por el precioso pueblo de Olmeda de las Fuentes donde estaba el hotel, a meditar, a mirar las musarañas o a lo que quisieran, pero en soledad y en silencio. Como yo soy una persona que ha vivido sola y sin televisión durante casi veintidós años, estoy acostumbrada al silencio y a la introspección. Pero yo ya lo practicaba de manera natural a los 8 años. Y aunque ahora estoy transitando por el climaterio en una etapa más social y busco relacionarme más, tanto con mi familia como con mis grandes amistades y personas que admiro, que creo que pueden llegar a ser también grandes amigos, sigo necesitando un buen rato en silencio cada día. Tengo la enorme suerte de ser muy franca y directa con las personas con las que he convivido, y todos han tomado con naturalidad mis retiros «a mis aposentos» después de la cena, cuando ellos se ponían a charlar o ver la televisión. Estos ratos de soledad me han posibilitado muchos momentos de introspección sin los que me habría desconectado absolutamente de mi misma.

Desde que a los 20 años murió mi abuela Paquita, que había vivido con nosotros desde siempre, retomé especialmente estos momentos de soledad. La realidad es que siempre me ha gustado mucho leer, pero en ese momento, mientras pasaba por el duelo, pues yo la adoraba, una psicóloga del servicio de atención a alumnos de la universidad a la que iba me recomendó que leyera *Tus zonas erróneas* de Wayne Dyer.

Y ése fue mi primer libro de autoayuda con el que retomé la autorreflexión y el disfrute de analizarme por dentro, haciéndome más consciente de quién era y de qué quería. Y aunque fui una adolescente alocada y viví a tope aquella etapa, de la que guardo un precioso recuerdo, nunca abandoné el hábito de tener ratos a solas de los 20 a los 30 años, en los que me recargaba por dentro, conectándome conmigo misma y con quien de verdad era yo.

He vivido muchos momentos difíciles como cualquier ser humano que se encuentre, presumiblemente, a mitad de su vida. Quedarme a solas en silencio o leyendo libros de este estilo me ha servido para afrontarlos y conectar con lo que yo llamo el mundo de las almas. Un lugar desde donde recibo inspiración y apoyo de mis seres queridos difuntos y de mi ángel guardián, que me muestran el camino para salir del agujero.

Así fue como recibí la inspiración para irme un año a vivir sola en las montañas de la isla de la Palma, en Canarias; o prestar un mes de servicio a la división de moribundos de la obra de la Madre Teresa en Calcuta. Pero también ha sido lo que me ha dado claridad absoluta para vender el hotel rural, que había construido con mis propias manos en lo que fue un solar hace 10 años, o la compresión del mensaje de mis enormes miomas, que crecían cada vez que me quedaba sin «mis» hombres.

Y lo más sorprendente de todo, gracias a estos momentos de soledad, de sentarme a escribir en mi cuaderno, a pedir ayuda a mi padre y a mi abuela, residentes en el mundo de las almas, y hacer los ejercicios que propongo en este manual o en el «Manual Mágico de Manifestación de Deseos» o en el Método Morenini…

> Pude comprender con todo mi ser que había llegado el momento de desprenderme de mi útero con un enorme agradecimiento por haber cumplido su función en mi vida, y pedir voluntariamente a mi ginecólogo que me practicara una histerectomía total (sin extirpación de ovarios).

Es cierto que la resonancia magnética había revelado que podría haber algo dentro de mi útero que se convirtiera en maligno, pero la decisión no la tomé a partir de esto. *No era por miedo, sino porque sabía que mi preciado útero ya había concluido su función,* y que esa barriga, que albergaba los miomas que estaban ahí, ya no era mía. Y me hace gracia cuando digo que durante el climaterio la mujer se da a luz a sí misma, porque realmente lo mío fue dar a luz a una Ana renovada.

> Una Ana que pasaba de ser una persona solitaria y poco sociable, que vivía sola, a abrirme al nuevo e intenso deseo de mi ser, que era vivir en familia, que fue el mensaje que me dejó precisamente mi útero, cumpliendo una función familiar, como le corresponde a un útero, pero dirigiéndome a otro tipo de hogar, un hogar a lo Morenini, pues yo nunca quise tener hijos.

La seguridad tan enorme de lanzarme a la operación que tanto había rechazado, superar el miedo al hospital y a operarme con anestesia general, haberme despedido por carta o con breves audios de las personas a quienes más cerca tenía… por si acaso fue algo con lo que disfruté tanto que *me hizo sentir más orgullosa de mí misma que nunca antes en la vida.* Me di cuenta de que el hecho de que yo siempre hubiera querido morirme de golpe para no sufrir ni enterarme ya no me parecía tan ventajoso. Porque el *proceso de prepararte para morir* (yo siempre consideré que había un 50 % de probabilidades de morir en la operación; soy un poco hipocondríaca y tenía el trauma del hospital, así que me preparé por si acaso) solucionando asuntos y diciendo lo que sentía a las personas más queridas *fue todo un privilegio y lo disfruté muy agradecida.*

> En el silencio es donde aflora la creatividad, que es una de las capacidades más útiles del ser humano, directamente asociada a nuestra supervivencia.
> Te ayuda a poner la intuición en acción, intuición que precisamente se activa en el climaterio, inventando nuevos caminos que seguir a partir de la situación en la que te encuentras y con lo que cuentas.

Cambiaron tantas cosas en mí, en tan poco tiempo y al inicio del climaterio, que comprendí que si favoreces el proceso con la introspección, puedes acelerarlo y sacarle el mayor jugo posible. Yo soy una persona muy apasionada, y he tardado años en conseguir templar un poco mi carácter, que me hace entregarme a todo al cien por cien. Pero esto también es ventajoso, porque cuanto más te das a un proceso de cambio y superación personal, más recibes de él.

Te dota de independencia y autonomía de carácter, de fortaleza y de seguridad. Te ayuda a crecer si lo empleas para cuestionarte quién eres, qué quieres, qué no quieres, qué te grita tu corazón y cómo puedes ser más útil para las personas a las que quieres. Recuerda que esto último (darse a los demás por decisión propia, con asertividad, empatía, comprensión, respeto, aprecio y agradecimiento) nace de la introspección y de concederte permiso para estar periódicamente en silencio interior.

Sólo en el silencio te oirás. Oírte te dará paz. Y la paz es fuente de óxido nítrico, no lo olvides, pues la salud y la vitalidad van asociadas a él. Y una persona viva no envejece, sino que le gusta abrirse a los demás, con quienes muestra su naturalidad y se siente cómoda, porque es ella misma siempre.

Mis alumnas climatéricas volvían transformadas a sus hogares. Lo que tanto les costaba al principio, que era detener el parloteo mental, ayudadas por las sesiones de yoga y meditación, que se alternaban cada día, amén del silencio que yo les imponía cada noche, acababa por convertirse en algo que agradecían, porque las conectaba consigo mismas y les mostraba un camino cierto y seguro por delante. He de decir que hubo incluso un par de divorcios de sus maridos en dos de ellas tras acabar el curso. La formación residencial de diez días, con tantos momentos de silencio, y con 10-15 personas en la misma situación, cambiaba a las personas a niveles muy profundos. Y yo las veía cómo se iban transformando día a día. Es de las cosas más bonitas que me ha regalado mi profesión.

Llegaban como orugas, dentro de su capullo, bien enredadas en la seda de sus hilos. Yo observaba cómo iban rompiendo moldes y el capullo se iba abriendo, cada una a su ritmo. Cuando salían del hotel rural, brillaban con sus membranas desplegadas y echaban a volar con alas propias. Y esto ocurría en tan sólo diez días.

Si tienes la suerte de poderte retirar algunos días a un lugar que signifique algo importante para ti, tú sola, dedicada a la introspección profunda o simplemente a pasear sola y disfrutar de la naturaleza, el mejor momento para hacerlo es durante el climaterio. Es cuando vas a encontrar las respuestas y la imagen clara del nuevo camino que se abrirá ante ti para que, con valentía, lo sigas. Si pudieras estar cuarenta días o un mes a solas, o, aunque fuera un solo fin de semana, sería muy positivo para ti. Pero si esta escapada no te resulta posible, retírate una hora al día a un lugar solitario en tu casa, aunque ésta esté llena de gente. Pon el cartel de no molestar y dedícatelo a ti. Concédete el placer de la introspección diaria levantándote una hora antes o yéndote al dormitorio antes de que llegue tu pareja, si la tienes.

Algunos días no lo harás. Y está bien. Sé constante y retómalo, aunque algunos días no te apetezca o no puedas. Los resultados del trabajo personal siempre llegan, y retomarlo cuando te despistes es la base para abrirte hacia los demás desde la nueva persona que eres ahora, porque lo importante es la repetición, y no pasa nada por saltártelo un día si luego continúas.

TEMA 11

ALIMENTACIÓN EN EL CLIMATERIO. UN PLACER RICO EN NUTRIENTES QUE ACTIVA TU METABOLISMO PARA QUE ESTÉS DELGADA SIN PASAR HAMBRE

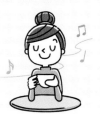

Desde hace años vengo escuchando la famosa frase «he ganado peso por la menopausia» como si eso tuviera que ser así, una sentencia de la vida: tienes la menopausia y engordas. De hecho, en realidad, se puede adelgazar e incluso mejorar la salud. Además, hay muchas mujeres que no engordan ni un gramo.

Richard Gere y George Clooney se nos antojan canosos e irresistibles, aunque se arruguen y se les descuelgue la cara por falta de elastina y colágeno, además de que puedan tener un poco más de barriga. Este capítulo es un reto para mí, porque desconozco si has realizado algún curso mío de los creados a partir de 2019 sobre alimentación. Se trata de un enfoque para alimentarse de un modo antiinflamatorio, maximizando la asimilación de nutrientes y eliminando el exceso de grasa corporal, amén de mejorar las funciones cerebrales. Es una alimentación baja en carbohidratos, que es válida tanto si eres vegetariana como flexivegetariana u omnívora.

Lo recomendable es que hayas cursado ya los siguientes cuatro cursos, idealmente, por este orden. Al final del libro, en las recomendaciones, encontrarás los enlaces a las páginas donde se explica lo que contiene cada uno, y desde donde, también, podrás apuntarte a ellos, si lo deseas:

- Transforma tu alimentación en cuarenta días con el «Método Morenini».
- «Terapia Nutricional Flexivegetariana *Low Carb*».
- «Keto sin Carne ni Lácteos».
- «Recupérate de los Excesos».

Cada curso realiza una propuesta distinta, siempre *low carb* o baja en carbohidratos, y si tratas de encontrar las similitudes, como les ha sucedido a algunas alumnas, lo normal es que te líes.

Sea como fuere, conviene entrar en el climaterio estando ya delgada. No anoréxica, pero sí en tu peso, o con 2-3 kilos extra como mucho. Esto te ayudará muchísimo en diversos niveles. Podemos decir que el grado de intensidad a la hora de mantener y/o bajar de peso va *in crescendo*, desde el primer curso de la lista de la página anterior, al último de los arriba reseñados. Por ello, recomiendo encarecidamente que leas la información de cada curso y te apuntes, si no lo has hecho ya, al que consideres que está acorde con tu nivel actual.

Evita la tentación de dirigirte directamente al último sin haber pasado por los primeros. Recuerda lo que dije al principio de este manual, que no siempre los atajos los son, sino que muchas veces son lo contrario, pues hace falta recorrer un camino para llegar, como dice la famosa ley del crecimiento de la que hablo en el «Manual Mágico de Manifestación de Deseos», hasta que estás preparada para pasar al siguiente nivel.

Porque si te vas directa al último de los cursos de la lista sin hacer antes los anteriores, te resultará casi imposible seguir este tipo de alimentación, ya que considerarás que es demasiado estricta. Y si ya rondas los 50 años, no conoces nada sobre mi enfoque dietético y, además, te sobran bastantes kilos, incluso puede ser peligroso. Tras seguir el orden correcto, algunas alumnas llegan al último y preguntan si se puede comer así para toda la vida, y yo les digo que sí, pues siempre me implico en que los protocolos de alimentación que propongo contengan todos los nutrientes necesarios. Una de ellas hasta me envió un audio emocionada por lo bien que se sentía comiendo de este modo.

Dedicaré este capítulo a ofrecer unas líneas generales sobre cómo alimentarse desde que entras en el climaterio, para después profundizar en ofrecer información específica para las alumnas que ya han realizado los cursos anteriores y están en un nivel tan avanzado en el seguimiento de una alimentación óptima que no saben qué más podrían hacer si aumentan de peso en la menopausia. Voy a incluir unas pautas básicas por si aún no sabes mucho del estilo dietético que propongo. Además, a mis alumnas avanzadas, muchas ya formadas por mí como terapeutas nutricionales, les servirá de repaso.

Y tras las pautas básicas, que si aún no conoces mi línea te aportarán mucha información, entraré de lleno en los cambios que pueden asumir las alumnas más avanzadas, dado que éstos no se pueden encontrar en ningún material mío. Sin embargo, dispones de otros cuatro cursos *online* míos para formarte en alimentación. Nunca repito contenidos entre mis cursos.

Me gustaría dejar bien claro que sólo con las directrices básicas vas a evitar engordar y que se ralentice tu metabolismo. Aunque no esperes una dieta. Nunca me ha gustado diseñar dietas o menús estándar en los que se diga a la persona qué comer. La razón es que cada uno es un mundo. Aparte de la edad, el sexo, la actividad física, los gustos, el estilo de vida, las patologías existentes o cualquier otro parámetro que se pudiera tipificar, hemos de tener en cuenta que hay personas que comen más y otras que comen menos por su propia naturaleza. Además, si configuro una dieta semanal, ¿qué hacemos con las 51 semanas restantes del año? ¿Seguir comiendo lo mismo?

Aunque hiciéramos una dieta por cada estación del año, no resulta práctico. Sin embargo, ¡todo el mundo las pide! ¿Por qué?

Las personas creen que es muy difícil hacer una dieta para sí mismos. Prefieren que la haga quien sabe. Por eso te voy a enseñar a que sepas configurar tu propia dieta. Es muy sencillo.

Si sigues mis directrices, vas a cumplir con los porcentajes de carbohidratos, proteínas y grasas adecuadas en el marco de la alimentación *low carb* que recomiendo. De hecho, quiero compartir un nuevo caso clínico en el que encontrarás la historia de una alumna que comenzó a estudiar el primero de los cursos propuestos. Ella lo aplicó como pudo, porque sus circunstancias personales no le dejaban tiempo para estudiar ni para dedicarle mucho tiempo. Se trata de un curso que dura once meses, aunque puede realizarse en menos tiempo si se desea, aunque la mayoría de los alumnos recibe una clase semanal durante once meses.

Esta alumna, tras sólo cuatro meses en el curso, según ella misma comenta en su correo electrónico que transcribo a continuación, sin poderlo casi aplicar, vivió un cambio físico espectacular en plena perimenopausia. Se trata de una alumna de 58 años que estudiaba el curso *online* de «Terapia Nutricional Flexivegetariana *Low Carb*». Tenía menstruaciones irregulares pero abundantes y con muchos síntomas entre ellas. Estaba hinchada, obnubilada, irritable, acalorada…, y llevaba años así. Es decir, que a los 58 años se encontraba en la perimenopausia, algo que suele suceder a los 49 años. Es un ejemplo interesante de menopausia tardía.

Tras este caso clínico, ofrezco un sistema gráfico que sirve de ayuda para elaborar la comida y la cena. Y más tarde se habla del desayuno.

Para adelgazar y mantenerte sana, has de comer bajo en carbohidratos. Puedes añadir carne si la consumes, donde se incluyen los alimentos flexivegetarianos. Yo no la he incluido porque tan sólo tomo caldo de carne, a diario, además de un poco de jamón ibérico, fuet o cecina, siempre de máxima calidad y de manera muy esporádica. Debe ser carne de animales criados con pasto, mejor que carne de ave.

UN CASO CLÍNICO: perimenopausia a los 58 años con reglas irregulares y abundantes

En abril de 2020, estaba desesperada con mi aumento de peso y mis problemas hormonales propios de la perimenopausia. Con 58 años, seguía con reglas irregulares pero abundantes, y con muchos síntomas entre períodos. Llevaba años hinchada, obnubilada, irritable, acalorada... Había leído muchos libros sobre el tema, y había probado muchas dietas. Pero nada. Conocía tus trabajos desde hacía años gracias a una amiga y, por casualidad, leí alguno de tus correos electrónicos diarios. Ahí se dio la magia: me di cuenta de que también estabas con el tema de los carbohidratos, pero en tu caso personal sin consumo de carne.

Empecé el curso *online* de «Terapia Nutricional Flexivegetariana *Low Carb*» y a comer con las horas de ayuno y con tus consejos. Me sentí en casa inmediatamente. Me siguió mi marido, que arrastraba una enfermedad reumática desde joven, con secuelas que afectaban a su movilidad. Así que, en pleno confinamiento, empezamos el cambio y nos sentimos mejor enseguida. Desde abril hasta agosto de 2020, es decir, en cuatro meses, yo había perdido 13 kg y él alrededor de 20 kg. Y esto no fue lo mejor. Lo mejor sucedió a otros niveles, pues ambos nos sentimos mejor muy pronto.

A mí me cesaron los sangrados, la nube mental, los cambios de humor repentinos, las taquicardias, el cansancio, los dolores articulares a veces muy fuertes... Y mi marido se sintió mejor de sus dolores, y enseguida tuvo más movilidad y agilidad. ¿Que por qué tema voy? Pues no he avanzado mucho. Tengo que ponerme a ello. Voy lenta y me he centrado mucho en mi forma de comer y mi estado del alma. Poco a poco me voy metiendo más en el temario, pero hay personas dependientes en la familia de quien cuido y voy un poco desbordada. Diré, además, que los dos somos psicólogos y que hemos trabajado mucho en nuestro crecimiento personal y que siempre llegaba un momento en el que no podíamos avanzar ya más. Y ahora veo que nos topábamos con algo que no habíamos considerado: la alimentación. Hablando por mí, diré que estoy muy contenta con lo que he aprendido, que me encanta comer los días que lo hago sólo una vez al día, que me encuentro mal el día que ingiero la comida de antes y que, con tu propuesta, me siento en mi sitio. Completamente. Te estoy muy agradecida y te considero mi maestra. Una de las más importantes de las que han ido llegando a mi vida. Sin más, me despido con un tierno y amoroso abrazo.

Plato saludable Morenini Low Carb
Adaptado al Climaterio

LA MITAD DEL PLATO

• Elige 1 verdura o varias
• Evitando patata y boniato

LA OTRA MITAD DEL PLATO

• Añade algo proteico que idealmente sea
  también graso (sólo 1 de ellos).

Por ejemplo si es:

- Vegetariano

• Huevos
• Guisantes

- Flexivegetariano

• Pescado azul salvaje
• Salmón fresco o ahumado salvaje
• Marisco sin conservantes (mejillones, gambas)

- Omnívoro

• Embutido de calidad sin conservantes:
  jamón bellota, fuet bio, cecina de calidad
• Carne de res alimentada con pasto (la hierba
  es rica en omega 3 antiinflamatorio). Evita la
  carne de ave, pues se alimenta a base de
  grano (rico en omega 6 proinflamatorio)

Y ADEMÁS...

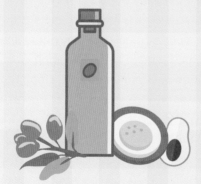

Añade generosamente grasa saludable adicional:

• Aceite de oliva en crudo
• Aceite de aguacate en crudo
• Aliñar en crudo o saltear con aceite de coco, ghee o
  mantequilla ecológicos, únicos lácteos que te recomiendo
  además de la nata, siempre ecológicos
• Aguacate
• Aceitunas
• Nata de coco o de vaca ecológica
• Mayonesa casera con huevo y aceite de oliva (no de girasol)
• Semillas, como de calabaza, lino, chia, sésamo...

Comida y cena. Son iguales, varía la cantidad en función de tu estilo de vida.

Para comenzar con este tipo de alimentación, sigue las siguientes directrices. Fijémonos en el plato saludable para advertir que no incluya lo siguiente:

- Todo lo que contenga *azúcar* debe ser desterrado de tu alimentación. Si te gustan los sabores dulces, puedes usar estevia, e incluso tomar chocolate negro de, como mínimo, un 70 %, e, idealmente, un 85 % de cacao o más. Ve poco a poco. El azúcar, sobre todo si en tu alimentación hay *grasas trans* (comunes en los panes o en la bollería industrial) o *aceites vegetales refinados de semillas* (que son muy proinflamatorios, como el aceite de girasol refinado, por ejemplo, típico en la cocina española). Harán que aumenten los triglicéridos y se desequilibre tu colesterol HDL con respecto al LDL, riesgo de por sí ya elevado por encontrarnos en el climaterio.
- Evita las *legumbres* (como garbanzos, judías, lentejas, etc., excepto los guisantes, si eres vegetariana), ya que contienen antinutrientes como lectinas y ftatos, además de ser indigestas y producir distensión abdominal. Asimismo, contienen muchos carbohidratos, en especial:

  - Evita la soja, incluidos los alimentos derivados de ésta: tofu, *tempeh*, *miso*, salsa de soja, leche de soja, etc. Y nada de isoflavonas de soja para los sofocos. Su efecto no es positivo y existen otros remedios que funcionan mejor, aunque haya mujeres que las hayan tomado y no les pasara nada.
  - Tampoco consumas legumbres a las que consideramos frutos secos pero que son legumbres: anacardos, algarroba y cacahuete. Este último es rico en aflatoxina, un tóxico muy dañino.
  - Por la misma razón que las legumbres, y por su elevado contenido en antinutrientes, elimina todos los *cereales y pseudocereales, incluidos los que no contienen gluten.* Es decir, nada de pan, pasta, pizzas, y nada elaborado con harinas, como galletas o bollos, ya sean de trigo, espelta, centeno, avena, arroz… Y también prescinde de los seudocereales, como la quinoa, el trigo sarraceno, el teff, etc.

Como ves, no encontrarás ninguno de ellos en la imagen del plato saludable que he mostrado. Tampoco bebas cerveza, puesto que se elabora con cereales, incluso la cerveza sin alcohol o sin gluten.

Recientemente he descubierto una marca de vino que se llama Pure the winery que no contiene azúcar blanco y es apto para veganos. Personalmente, no sé apreciar bien si un vino es bueno o malo más allá de lo básico. Esta marca piamontesa, que se puede comprar *online* o incluso en Carrefour, comercializa vino blanco, tinto, espumoso blanco y espumoso rosado. Se vende *online* desde https://shop.purethewinery.com/. A mí, el rosado espumoso bien frío me encanta. Para mí es como beber cava, pero sin azúcar blanco y a un precio que ronda los 10-11 euros. Tómalo en una copa de champán como corresponde a una WHIP.

- Minimiza al máximo el consumo de *leche y queso,* a excepción del *ghee*, mantequilla, nata, yogur o kéfir, pero siempre ecológicos. Puedes incluir queso de cabra ecológico o queso Roquefort de manera ocasional.
- No comas *fruta,* excepto frutos rojos (fresas, frambuesas, fresones y arándanos). También puedes incluir lima o limón. La fruta es muy rica en azúcares. Tómala como si fuera un dulce esporádico, no como algo habitual. Y sólo un puñadito. ¡Tampoco zumos de frutas, aunque sea cien por cien natural!

Con respecto al desayuno, también hay varias opciones:

No todo el mundo desayuna, ni todos desayunan lo mismo. Algunas personas prefieren desayunar algo dulce, mientras que otras personas se decantan por algo salado. Otras mezclan ambos sabores. Algunas toman sólo un café con leche, y otras comen huevos revueltos… Otras personas, sin embargo, no toman nada y practican el ayuno intermitente.

¿Qué es lo correcto? Todo depende del tipo de persona que seas.

Trata de seguir la lógica baja en carbohidratos en el desayuno, es decir, es preferible comer, por ejemplo, jamón ibérico con huevos cocidos y un café americano antes que un donut de chocolate, un trozo de turrón que sobró porque para las navidades del año que viene ya habrá caducado y un zumo de naranja.

Mi propuesta, *si aún no estás avanzada en la alimentación flexivegetariana* low carb, *es probar de vez en cuando no desayunar, alargando las horas sin comer desde que te acostaste.* A esto se le llama ayuno intermitente. A continuación, menciono un par de *podcasts* en los que lo explico en profundidad y que pueden resultar de bastante interés. ***Si ya estás avanzada*** *en el estilo dietético que propongo,* no te vendrá nada mal un repaso, porque te sugeriré que actives el metabolismo alargando al máximo el ayuno intermitente.

A continuación los podcasts *sobre el ayuno intermitente y el truco del café keto.* Si quieres *saber más sobre el ayuno intermitente*, en qué consiste y qué alimentos lo rompen y cuáles no, puedes escuchar este audio, donde lo explico en detalle:

Evita alargar el ayuno intermitente más de doce horas si tienes problemas de tiroides, vesícula biliar, diabetes o agotamiento suprarrenal. Si puedes aguantar el ayuno intermitente de manera sencilla y natural, y ves que va contigo, ve alargando las horas de ayuno para tratar de llegar a hacer una comida al día. Si sientes un poco de hambre, pero no excesiva, puedes engañar un poco a tu organismo y así alargar el ayuno un poco más. Aquí tienes algunas ideas:

- Toma caldos, tanto vegetales como de pescado o de carne. Son preferibles estos últimos por ser fuente de colágeno.
- Toma zumos (no batidos) de verduras y sin fruta, excepto limón, como zumo de apio, al que le puedes añadir pepino, limón, jengibre, perejil, etc.
- Toma infusiones.
- Toma café americano.
- Toma café cetogénico, cuya receta veremos a continuación.

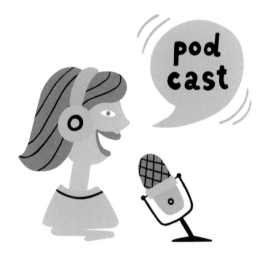

El *café cetogénico* es de gran ayuda para los principiantes, porque sacia mucho y ayuda a no comer nada más en muchas horas. Proporciona energía, sacia hasta la hora de la comida y así se entra en el maravilloso mundo del ayuno intermitente, que, poco a poco, se podrá ir alargando, permitiendo al cuerpo realizar labores de mantenimiento a la vez que desinflarse. Puedes ver cómo preparar un café keto en este vídeo de mi canal de Youtube:

Estructura dietética para la activación del metabolismo

Este apartado está destinado exclusivamente a las alumnas ya experimentadas con mi estilo dietético. No te agobies si te encuentras en el caso anterior y eres nueva en mis cursos, pues ya has visto con qué poco mejoró la alumna del anterior caso clínico, además de lo bien que le fue también a su marido. Es el esquema al que propongo llegar paso a paso durante de los 6 a 13 años que dura el climaterio, es decir, que hay tiempo de sobra para que cada cual vaya a su ritmo.

Vamos a buscar un ayuno de 23 horas diarias durante el máximo número de días a la semana que sea posible. Para algunas serán cinco, para otras seis y para otras, cuatro. Si estás en tu peso, no es necesario hacerlo todos los días, pero si no lo estás, cuantos más días lo hagas, mejor. Pero no es por adelgazar, sino por regenerar.

La estructura dietética que propongo es muy similar a la que se presenta en el curso «Recupérate de los Excesos», donde quizá la alimentación pueda contener un poco más de carbohidratos, aunque buscamos alargar al máximo las horas de ayuno intermitente. Por ejemplo, un día normal, podría iniciarse con un vaso de agua con limón, un zumo de apio y pepino, 30 ml de jugo de aloe vera sin pasteurizar, un vaso de agua con un 20 % de vinagre de manzana sin pasteurizar o de agua de mar, o con un café keto. Pero toma nota de que, en la perimenopausia, la etapa justo antes de la menopausia, en la que se exacerban los síntomas, si sufres de insomnio, conviene minimizar un poco o evitar directamente el consumo de café keto o tomarlo con café descafeinado. Si por las mañanas te sientes muy cansada debido al agotamiento de la DHEA o a la falta de sueño, tómate un vial de jalea real pura y fresca cien por cien natural y ecológica. Aunque estés siguiendo una alimentación baja en carbohidratos, si sólo tomas un vial al día, que es lo que se recomienda, te aportará sólo 6,5 g de carbohidratos; además, la jalea real tiene la propiedad de normalizar los niveles altos de glucosa en sangre.

Más adelante volveremos a hablar de la jalea real, ya que es un excelente concentrado reconstituyente, pues posee una enorme riqueza en vitaminas A, C y minerales como calcio y hierro. Y, por esta razón, entre sus beneficios se encuentra el de aumentar las defensas, por lo que tomarla siempre será muy beneficioso. Existe un preparado de jalea real que contiene también ginseng rojo, además de vitaminas B6 y B12. Puedes encontrarlo en Amazon bajo la marca Qualnat, en viales líquidos para tomar uno al día por la mañana. Te aportará energía y vitalidad, además de ayudarte a aumentar tus niveles de la hormona de la juventud que segregan las suprarrenales, llamada DHEA. Con esto ya puedes comenzar la mañana. Si estás teniendo tus últimas reglas y son muy abundantes, te producen dolor o cambios de humor, también puedes tomar en este momento una cucharadita de aceite de onagra o prímula, como se mencionará en el apartado de la suplementación. Lo notarás muchísimo desde el segundo día, de manera que, si tus menstruaciones aún son regulares, empieza a tomarlo la semana antes de tenerla.

> Mantente ocupada en actividades que te absorban totalmente. Sea lo que sea, haz algo que te guste tanto que pierdas la noción del tiempo. Esto es clave para estar delgada durante la menopausia.

Como vas a ir conectando más y más contigo misma y con lo que quieres y te apasiona hacer, realiza todos los cambios posibles encaminándote a ello. Repito: todos los cambios que puedas y que te vayan dirigiendo a ello sin prisa, pero sin pausa, porque la menopausia no es cosa de un día. Estamos hablando del climaterio, que tiene una duración aproximada de entre 6 y 13 años. Y este período es más que suficiente para ir realizando poco a poco los cambios necesarios. Pero debes empezar ya. No lo debes dejar por el hecho de disponer de mucho tiempo. Tienes la tarea y el compromiso contigo misma de atender a tus deseos internos y que tu intuición te dicte qué es lo que quiere que hagas y qué camino tomar. Hazle preguntas a tu yo infinito cada vez que te acuestes, por si amaneces con la respuesta. Ten tiempo para ti misma e indaga sin descanso hasta que descubras qué es aquello que podrías estar haciendo todo el día sin darte cuenta de que pasan las horas y olvidándote hasta de comer. Pero el objetivo no es no comer, está claro. En mi caso, es mi trabajo lo que me hace perder la noción del tiempo. Para mí, trabajar para vosotras es como meditar. Obviamente, algunos días estoy más cansada o me estreso porque me pongo metas muy altas, a las que no consigo llegar, o, si lo hago, es a costa de dormir menos o no hacer ejercicio. Y esto es algo a lo que he decidido aplicar consciencia, junto con otras cosas que sé que me harán transitar por el climaterio para llegar al objetivo que tenemos juntas, el de hacer de esta etapa la mejor de nuestras vidas.

Cuando, perdida la noción del tiempo, absorbida por una tarea con la que disfrutas al máximo, te vaya entrando hambre, toma varias tazas de caldo de huesos, bien calentito si es invierno, o un zumo con apio y pepino, si es verano, por ejemplo.

El caldo de huesos es ideal para reponer el colágeno en esta etapa vital, y mantener tu piel, estructuras de sostén y huesos bien nutridos e hidratados. Ahora bien, es posible que hayas sido o seas vegetariana y no te guste. En este caso, toma caldos vegetales y añádeles colágeno en polvo disolviéndolo bien para que no queden grumos. Con sinceridad, tengo que decir que el resultado no es el mismo, así que si puedes ir poco a poco admitiendo el caldo de pescado y luego el de carne.

En España, Aneto elabora unos caldos impresionantes sin ningún aditivo, que vende en tetrabrick, con una fecha de caducidad bastante amplia. No todos son ecológicos, pero sí muchos de ellos. El caldo de Aneto de jamón es excelente, y lo comercializa cualquier supermercado; también lo puedes comprar por Internet. Puedes tomar hasta medio litro al día.

Tengo una alumna, Mercè, que elabora su propio caldo de huesos con huesos ecológicos y de pasto, además de que los cocina en agua filtrada kangen con un ph de 9,5. El agua con este ph penetra mucho más en los alimentos y extrae sus propiedades, además de que éstos quedan más sabrosos que con otras aguas. A este caldo lo ha llamado caldo santa paciencia, ya que lo cocina durante treinta horas. De este modo extrae toda la gelatina del hueso del animal, que es la parte más rica en colágeno. Si te da reparo la gelatina, no te preocupes, pues al calentar el caldo ya no se ve: https://cousalut.com/producto/caldo-de-huesos/

Teniendo en cuenta que deberíamos acostarnos a las 22:00-22:30 horas, y en el curso «Recupérate de los Excesos» ya has estudiado todas las pautas y rituales del sueño, debes cenar hacia las 18:30 horas o, como máximo a las 19:00 horas, para que así transcurran tres horas antes de acostarte y ya hayas hecho la digestión. Este es el momento de tomar los suplementos que se deben consumir con alimentos o antes de acostarse.

Las comidas o las cenas, única comida del día de la persona avanzada en el estilo dietético que propongo

NOTA: No empieces por aquí, primero haz la fase anterior.

Sirve la cena en un plato de postre guiándote por lo que te apetezca comer, siempre decantándote por los alimentos bajos en carbohidratos.

Ejemplos de cenas:
- Un lenguado salvaje pequeño a la plancha con bimi salteado y mayonesa casera, y 250 g de kéfir de cabra.
- Crema de calabaza con un par de huevos cocidos desmenuzados, perejil fresco picado y un chorrito de aceite de oliva y sal marina.
- Un wok con champiñones y setas variadas, gambas y ajetes.
- Un cuenco grande de puré de apio con atún en aceite desmenuzado.
- Un caldo de huesos con verduritas y un tarro de 500 ml de kéfir de oveja con 6 cucharadas de semillas de calabaza picadas.
- Media dorada salvaje al horno y una generosa ensalada verde.
- Un cuenco de crema calabaza y puerro, 1 huevo cocido y 2 bombones de chocolate negro al 70 %.
- Alcachofas al vapor y jamón ibérico sin conservantes.
- 2 huevos revueltos en mantequilla con espárragos verdes.
- Ensalada con bonito, aguacate, cebolleta y aceitunas, y 2 bombones de chocolate negro al 70 %.

Se trata de comidas sencillas y flexibles. Debes dejarte guiar por lo que te apetezca, ya que los nutrientes se van compensando. Algunos días comerás diferente o no ayunarás, y eso no influirá en absoluto.

> Lo que influirá en el peso y, en general en tu estado de salud, es lo que haces todos los días, no lo que haces un día esporádico. Ahora bien, ten presente que un día es un día, pero dos días son dos días, como dice el Mago More, en su libro «Superpoderes del éxito para gente normal». Si haces muchas excepciones, la excepción se convierte en la regla.

EJERCICIO N.º 15

Elabora tu menú tipo diario para el momento del climaterio en el que te encuentres. Hazlo en tu cuaderno de ejercicios, y recuerda, como siempre, anotar la fecha de hoy.

> Recuerda que, en esta etapa, hay que comer menos y mejor.

Comer mejor implica seguir las siguientes pautas:

1. Elige alimentos de elevada densidad nutricional, es decir, ricos en macronutrientes (como proteína y grasa de calidad) y micronutrientes (como vitaminas y minerales).
2. Decántate por alimentos ecológicos siempre que sea posible.
3. Limita al máximo la ingesta de alimentos ricos en carbohidratos. Sigue una alimentación *low carb* cetogénica, o, como mínimo paleo.
4. Incluye caldo de huesos cada día para recibir el mejor aporte de colágeno asimilable, además de otros muchos nutrientes.
5. Evita al máximo los lácteos, salvo la mantequilla, el *ghee,* la nata, el kéfir o el yogur. Tómalos sólo ocasionalmente y siempre ecológicos o de leche que provenga de animales de pasto.
6. Come en plato de postre y, por supuesto, no repitas.
7. Si en tu caso no está contraindicado el ayuno intermitente y eres capaz de hacerlo sin forzar, el objetivo que puedes proponerte es llegar a hacer una comida al día, es decir, ayunar veintitrés horas al día los días que puedas hacerlo, tomando caldos, café, infusiones o zumos en las horas de ayuno.

Cómo mantenerte delgada sin dieta ni ejercicio

Hasta ahora hemos visto varias claves para mantener tu peso en la menopausia, y no todas tienen que ver con lo que comes ni con el ejercicio que haces. Repasemos las anteriores y añadamos un par más:

1. *Dedícate cada día a realizar una labor que sea tan gratificante para ti, con la que pierdas la noción del tiempo.* De este modo, no tendrás ni hambre, se te olvidará que hay que comer. Así podrás alargar al máximo las horas de ayuno intermitente. Si tienes una cita para comer con alguien, tómate el caldo; te lo puedes llevar en un termo.

   Encontrar esta tarea puede llevar cierto tiempo. Pero trabaja en ello cada día, conectándote al máximo con los deseos de tu corazón o tus anhelos olvidados. Es posible que sepas qué es, pero ahora lo importante es cómo conseguir poderte dedicar a ella cada día. Esto puede suponer tener que hacer un gran cambio en tu vida. Y a lo mejor no se puede hacer ahora. Tranquila, no vas a estar gorda por ello… salvo que lo olvides. Diseña a paso a paso tu estrategia. Tienes entre 6 y 13 años, hay tiempo, pero no lo dejes como tarea pendiente.

2. *Seguir un estilo de alimentación similar al que he indicado,* si ya eres alumna mía, o si aún no conoces mis propuestas *low carb*. En este segundo caso es imprescindible ir paso a paso, incorporando cada enseñanza de mis cursos en el orden propuesto y a tu ritmo. No pretendas seguir las indicaciones que ofrezco en páginas anteriores para mis alumnos ya experimentados porque no podrás mantenerlo.

> Como ya he dicho, lo importante de comer de un modo determinado es que lo hagas casi todos los días. Que la excepción no se convierta en la regla. Esto se llama adherencia.

Y, a continuación, la tercera y la cuarta claves, que debes tener siempre presente y que son las más eficaces para mantenerte siempre en tu peso de equilibrio.

3. *Mantente en un estado de consciencia de elevado nivel vibratorio.* El libro de Robert Kiyosaki *Padre rico, padre pobre*, disponible también en audio, es muy ameno e instructivo, lo recomiendo encarecidamente. En él, Robert explica que de pequeño tenía dos padres: uno, su padre biológico, que era pobre, y el otro el padre de su mejor amigo, que lo quería como a un hijo, y que era el rico. El libro muestra cómo aprendemos por condicionamiento desde pequeños, según lo que nos influye el ambiente y lo que vemos, es decir, el ejemplo que

nos dan los demás. Robert extraía maneras de actuar muy diferentes de padre pobre y de padre rico. Fue consciente de ello y supo adquirir las creencias y la forma de ver la vida de padre rico, y así consiguió hacerse él también millonario. Lee el libro si estás atascada con temas de dinero, porque te ilustrará mucho. La pobreza o la riqueza responden a un estado de conciencia, es decir, que es un aprendizaje que hemos integrado sobre el dinero y que determinará si tendremos dinero o no, a menos que detectemos este programa subconsciente y lo modifiquemos. Si piensas que los ricos son malos, nunca serás rica, porque tú no quieres ser mala ¿o sí? Tener dinero te generaría un conflicto interior y lo acabarías perdiendo.

Lo mismo ocurre con la delgadez o la gordura. Si piensas que estar gorda evitará que la gente te mire por tu atractivo, porque te gusta pasar desapercibida, ¿podrás estar delgada? Pues mientras no superes tu pánico a que te miren pensando que eres atractiva, no vas a estar delgada.

Con la salud o la enfermedad sucede exactamente igual. Si piensas que es normal estar ajada, gorda y marchita cuando tienes la menopausia, y lo das por hecho, o cambias tu forma de pensar o te volverás vieja. Y más aún si, además, esto te preocupa. Esto es lo que estudiamos en el curso del «Manual Mágico de Manifestación de Deseos».

> ¡Cuida tus pensamientos! Piensa sólo en lo que quieres y no en lo que no quieres, porque los pensamientos repetitivos crean realidades, dado que el subconsciente los confunde con deseos.

Porque todo lo que manifestamos en nuestro mundo físico es un reflejo de nuestro estado de conciencia. Y, ahora bien, hay que detectar el patrón y modificar tu estado interior para que cambie tu estado exterior. Y esto se puede conseguir mediante la introspección, haciéndote preguntas, detectando su origen y llevándote la contraria a ti misma.

4. *Deshazte del peso que no te corresponde.* Y me refiero tanto a poner límites, cosa que ya hemos mencionado, como a que si llevas dentro una *carga emocional,* esa carga emocional es el peso que arrastras y que no te corresponde. ¿A qué

carga emocional me refiero? ¡Pues hay miles! Me refiero a cualquier cosa que albergues en tu interior y que te impida ser completamente feliz.

> Por eso tienes que bucear entre tus síntomas y examinar tu vida con lupa, asumiendo que eres la única persona capaz y responsable de eliminar dicha carga que no te corresponde.

Podemos decir que hay tres tipos de cargas:

- *Carga 1:* la que tiene que ver con no saber o haber puesto ya límites, como acabamos de ver.
- *Carga 2:* la que se relaciona con el daño que te causó una persona.
- *Carga 3:* la que se relaciona con un daño que te has causado tú misma.

Veamos con detalle las cargas 2 y 3:

- *Carga 2:* la que tiene que ver con el daño que te causó una persona. No busques culpables, porque, en ese caso, la carga aumentará. Cuando buscas un culpable, entras en el patrón de víctima, que te sumerge en una energía que te inmoviliza, de muy baja frecuencia vibratoria. Sal de ahí inmediatamente.

> Si alguien en el pasado hizo algo que consideras que estuvo mal o que fue la causa de que hoy en día lleves una carga emocional que te esté impidiendo ser completamente feliz, y, por tanto, adelgazar, recuerda que no lo hizo por maldad, sino para darte la oportunidad de crecer espiritualmente superando el supuesto daño.

En mi opinión, y te aseguro que, lo compartas o no, es un enfoque absolutamente liberador, *cuando antes de nacer estábamos en el mundo de las almas, realizamos pactos entre nosotros para el tiempo que pasaríamos juntos durante nuestra estancia en la tierra.* Pero, al adoptar forma humana, no nos acordamos. Muchos de esos pactos tienen que ver con ayudarnos entre nosotros. Por ejemplo, esas personas que aparecen en un momento inesperado, te prestan la ayuda inmensa que necesitas y luego desaparecen de tu vida para siempre, sin dejar rastro.

> Otros pactos tienen que ver con hacernos jugarretas para que, en nuestro ánimo por superarlas y salir adelante, aprendamos cosas que nos ayuden a realizarnos a nivel espiritual. Porque esta realización nos hará comprender mejor el misterio de la vida y la muerte, y podremos vivir más felices y confiados.

Así que, si la carga tiene que ver con algo que hizo o dijo alguien, o no hizo y no dijo, agradécele el favor. *Tu tarea es encontrar el aprendizaje. ¿Creciste espiritualmente gracias a esa alma encarnada en ser humano que cumplió su parte del acuerdo previo a vuestro nacimiento?*

Al encontrar lo que te aportó, soltarás la carga que hasta ahora representaba ese algo sin resolver, que te producía resentimiento y amargura. No se trata de perdonar a quien hizo que llevaras esa carga, porque el favor que te quiso hacer no requiere perdón, sino agradecimiento. Y cuando sueltes esa carga, adelgazarás sin hacer nada.

- *Carga 3:* la que tiene que ver con el daño que te has causado a ti misma por no concederte lo que quieres. Me refiero a actuar de manera diferente con respecto a lo que tu yo infinito, tu alma, te pide que hagas. Y aquí puede suceder que sepas lo que quiere tu alma y aun así no lo hagas por cualquier tipo de temor, como sobre tus capacidades o en cuanto a defraudar a otros. Pero también puede suceder que no sepas lo que quiere tu alma.

¿Sabes lo que me pasó a mí? Yo creía que era una persona bastante conectada con mis emociones y con mi yo infinito. Fui capaz de dejar un puesto de trabajo fijo en banca para diseñar una profesión «inventada», a lo que me dedico ahora, que era una prolongación de lo que mi alma sentía. Practicaba yoga y meditación con regularidad. Hacía ayunos y depuraciones periódicamente, el método más directo para llegar a tu interior… Pero por mis patrones internos de pensamiento en cuanto al amor y la pareja, que yo misma desconocía, no pude manifestar en mi vida una pareja estable durante la treintena, que es la edad en la que las mujeres solemos crear un hogar. Porque todo lo que manifestamos en nuestro mundo físico es un reflejo de nuestro estado de conciencia. Y no supe que existía ese patrón, y mucho menos cómo desactivarlo, hasta que un hombre del que estaba muy enamorada me dejó, como habían hecho casi todos mis novios tras un año o dos años de relación. Todo esto lo explico en mi libro *Hambre de amor*, publicado por Ediciones Obelisco. Tras escribir el libro, que supuso una catarsis en mí, conocí a mi expareja. Con él el reto se había superado parcialmente, había logrado desactivar el patrón que hacía que no consiguiera consolidar una relación con un hombre. Vivimos una relación muy bonita y llena de amor durante 6 años.

Y entonces mi alma se puso muy contenta porque quería que formara un hogar. Aunque yo aún no lo sabía, pero sí que deseaba estar en pareja, en una relación estable, con todo mi ser. Él quería vivir conmigo, pero hubo un impedimento que no pudimos salvar en ese momento, que eran mis dos gatitos. Para él era imposible convivir con animales en un piso, no entraba en su concepción de vida y, por supuesto, no le quise forzar. Forzarlo sólo habría generado desencuentros, pues las personas deben ser respetadas en sus condiciones no negociables. Y en ese tiempo comencé a tener sangrados abundantes en mis reglas. Fui a mi ginecóloga y me dijo que tenía varios miomas y que me recomendaba hacerme una histerectomía para evitar tener anemia. Yo me enfadé muchísimo con ella y le dije que no quería que me extirpara el útero de ningún modo. Al salir de la consulta, sintiéndome desvalida y pidiendo ayuda a mi ángel de la guarda, me vino a la mente la idea de comer al modo cetogénico, pues había oído algo sobre este tipo de alimentación en cuanto a que regulaba las hormonas y que era antiinflamatoria, entre otras muchas cosas.

Hice este cambio de alimentación y los sangrados desaparecieron en cuestión de días. Así que transformé mi forma de comer y, cuando tuve claro que los múltiples beneficios que me había aportado el cambio se mantenían en el tiempo, decidí que ya no podía seguir ofreciendo cursos basados en el vegetarianismo, mi antigua forma de comer, a mis alumnos. Dejé de ofrecerlos, creé cursos nuevos basados en la alimentación *low carb* desde una óptica flexivegetariana, y fue casi como empezar de cero en mi profesión. Siempre ligada a la alimentación saludable, pero con otro enfoque novedoso que hizo que perdiera algunos alumnos y ganara otros, pero que, al fin y al cabo, era lo que iba conmigo.

Al principio los miomas disminuyeron un poco de tamaño, pero luego se mantuvieron estables, asintomáticos y mis reglas eran regulares y con sangrados normales. Y yo entendí que lo que mi alma me pedía a través del síntoma de los sangrados por aquellos miomas que aparecieron era que cambiara mi alimentación y la oferta formativa para mis alumnos. Los alumnos estaban más contentos que nunca, ya que mejoraron muchísimo su salud. Comprobé que realmente fue un cambio acertado. Hasta que, durante el primer confinamiento en España, en marzo de 2020, primero murió mi padre a causa del virus, y, más tarde, mi gato preferido a causa de un accidente veterinario. Y, como consecuencia de ello, mi barriga se agrandó muchísimo. Yo había comido sano durante el confinamiento y sabía que no era un exceso de peso; además, me notaba bultos duros en la zona pélvica. Así fue como mi ginecólogo me pidió que me realizara una resonancia magnética en la que se detectó que los miomas se habían duplicado de tamaño y que, además, había algo raro que presentaba algunos síntomas de malignidad, no todos, pero que si crecía lo normal es que se convirtiera en maligno. En algo muy malo, con un escaso porcentaje de supervivencia a los cinco años. Todo esto me descolocó muchísimo, porque hacía dos años que había cambiado mi alimentación, y me había ido muy bien, así como la nueva relación con mis alumnos a través de los nuevos cursos que les ofrecí. Mi relación de pareja también iba de maravilla en ese momento.

¿Qué me estaba diciendo este nuevo síntoma?

No era capaz de saberlo, por más que rogaba a mis guías espirituales, por más libros que leía o por más vídeos que visionara en Internet. No lograba entender qué relación podía tener la separación de tres grandes «machos» en mi vida (digo machos, porque uno era mi exnovio, el otro mi padre y el último mi gatito Kitty) con el crecimiento descomunal de mis miomas.

Quienes se dedican a las técnicas descodificadoras de los mensajes del alma a menudo dicen que los miomas representan hijos que quieres tener y no puedes, y que, por tanto, tu útero fabrica. Pero a mí esa explicación no me aclaraba nada, ¡porque yo no quería tener hijos! ¡Nunca lo quise! ¿Entonces? También, estudiando mucho para sanarme, leí en varios sitios que *el útero, para la mujer, significa la casa*. En ese momento de mi vida, trabajando mucho y ahorrando como una hormiguita, había comprado varias casas que había amueblado estupendamente, pues me encanta la decoración. Todo el mundo admiraba cómo dejaba las estancias de bonitas. Y yo me sentía feliz viviendo sola en mi pequeño ático en el centro de Madrid, disfrutando de mi soledad, que me encantaba, tras no haber convivido con nadie durante más de veinte años. ¿Entonces? ¿Qué problema podría tener yo en mi útero si éste representaba la casa? Estaba absolutamente perdida y cargaba un peso emocional enorme por no conseguir saber qué me estaba pidiendo mi alma, que se manifestaba en mi cuerpo con una barriga que se correspondía a la de una embarazada de cuatro meses y medio. Entonces, como ya he explicado, un buen día, y debido a mi empeño en llegar hasta mi corazón y escucharme, costara lo que costara, al fin pude comprender el sentido biológico del crecimiento de los miomas. Y que tuve la absoluta certeza de que ya nunca más quería vivir sola. ¡Con lo feliz que había estado viviendo sola durante casi veintidós años! Fue algo que nunca podría nunca haberme imaginado.

Entendí que mi alma, en este momento de mi vida, quería vivir en familia. Y que yo cargaba con un peso físico en mi amado útero, que tanto bien me entregó, porque trataba de gritármelo, incluso llegando a intentar malignizarse, para que lo oyera de una vez.

Y ya he comentado que, cuando le conté a mi madre la revelación que había tenido sobre el significado biológico de mis enormes miomas, me dijo que ella siempre había sabido que el anhelo más profundo de mi alma era vivir en una familia con amor y armonía. Que no era algo de ahora, sino de siempre. ¡Pero yo, que me creo tan espiritual, no había podido verlo hasta ese momento!

Los miomas crecían y crecían cuando se alejaban mis machos, que, metafóricamente, eran quienes me proporcionarían ese hogar donde sentirme arropada, segura y confiada, lo que yo tanto anhelaba. Ya no había necesidad de soportar ese peso, pues había averiguado su mensaje. Y, por tanto, tomé la decisión voluntaria de extirparme el útero. Una decisión que tuve clarísima, pues no estaba dispuesta a permitir que creciera algo potencialmente maligno, pero no la tomé por miedo, sino por amor. Fue una manera de agradecerle a mi útero su función y liberar la carga que llevaba a cuestas, pues una vez comprendida, ya me podía desprender de ella.

Como consecuencia de la operación, adelgacé un poco, que sería lo que pesaban los miomas, el útero y las trompas de Falopio que también me extirparon. Tan sólo quedaron los ovarios, y la verdad es que es gracioso cuando tengo la regla, pues al tener ovarios, todavía no tengo la menopausia, pero no sangro porque ya no hay útero.

Durante la convalecencia, que duró aproximadamente un mes y medio, seguí adelgazando hasta que, en total, perdí alrededor de 9 kg. Es verdad que estaba inapetente y que éste es un síntoma normal del posoperatorio de una histerectomía.

Pero, por otra parte, durante ese período del postoperatorio, debido a mi ina-petencia, dejé de comer *low carb* y decidí comer lo que me pidiera el cuerpo, si es que en algún momento me apetecía comer algo. Y dado que coincidió con la Navidad, algunos días comí turrón de Jijona.

Además, me pasaba el día recostada en la cama apoyando mi ordenador en una bandeja de desayuno con patas para poder seguir trabajando y escribien-do este material.

Todo lo contrario que pensamos hacer cuando queremos adelgazar, ¿cierto? Como la casa de mi madre tiene un pasillo larguísimo y mi habitación estaba en un extremo y el salón en el contrario, mis únicos paseos eran recorrer esos metros varias veces al día para hacerles una visita, ir al baño o a comer. Pero debo decir que me moví poco. Quiero decir que no solamente no tuve rebote engordando al dejar la alimentación *low carb,* comer turrón con azúcar blanco, cosa que no hacía desde años atrás, estar todo el día recostada en la cama y casi no caminar, sino que adelgacé unos 9 kg de peso en un mes y medio. Es decir, que estos últimos kilos los perdí haciendo todo lo con-trario que se supone que una persona hace para adelgazar, que es eliminar las grasas, los carbohidratos, y, por supuesto, el azúcar, amén de moverse y llevar una vida activa.

¿Qué quiero decir con esto? ¡Muy sencillo! Que me deshice del peso que no me correspondía.

Porque ya había entendido el mensaje que me regaló mi útero y pude liberar el peso. Y no me refiero sólo al peso de un útero que se había sacrificado para mi bien y que ya podía liberar, junto con todos los miomas enormes, desprendiéndome de él. Me refiero al peso de todo el dolor acumulado durante años en mi corazón, que era lo que más pesaba, pues siempre había querido vivir en una familia, aunque me hu-biera adaptado, según yo creía, felizmente, a vivir sola. Recuerda que cuando se lo conté a mi madre, ella dijo que siempre había sabido que el anhelo más profundo de mi alma era vivir en una familia con amor y armonía. Que no era algo de ahora, sino de siempre.

Para no estar gorda en la menopausia, también tienes que deshacerte del peso emocional que ya no te corresponde. Tienes tiempo: el climaterio dura de 6 a 13 años.

> Y lo bueno es que, cuando encuentres lo que causa en realidad tu exceso de peso, tu cuerpo adelgazará solo, aunque comas mal y no te levantes casi de la cama, como me pasó a mí.

A continuación, relato otra historia para que compruebes que este enfoque del adelgazamiento se puede encontrar en más personas. Se trata de una alumna que quería adelgazar pero que no lo conseguía. Y se compró mi curso *online* «Keto sin Carne ni Lácteos», y adelgazó.

Una de las cosas que enseño en mi curso «Manual Mágico de Manifestación de Deseos» es que siempre debe haber una acción que preceda al resultado que buscas, aunque dicha acción no tiene por qué estar relacionada con lo que se persigue. Es decir, en el caso de mi alumna, compró el curso keto y su resultado fue adelgazar, pero no porque comiendo keto se adelgace, cosa que sí pasa, sino por otras razones.

Ella misma me lo explicó en un correo electrónico, que reproduzco a continuación.

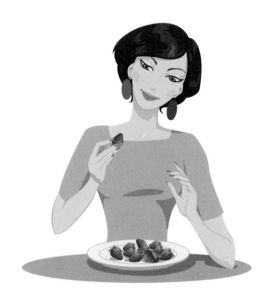

Querida Ana:

Ya llevo dos semanas comiendo cetogénico con tu curso y quiero decirte que el cambio físico ha sido espectacular. He adelgazado casi siete kilos en dos semanas sin darme cuenta. Me encanta comer así y lo disfruto muchísimo. Pero ¿sabes? Lo que me ha hecho adelgazar no ha sido sólo comer cetogénico. Lo que me ha hecho adelgazar es que me encuentro mucho más serena… ¡desde el segundo día! ¡Y es gracias a este tipo de alimentación!

A ver si me explico: no se trata de que tenga menos ansiedad, sino de que he sido capaz de decirle a mi pareja sin que se líe la de Dios un montón de cosas que me estaba tragando.

Me he comido años de sufrimiento por su falta de tacto y de comprensión. Me dolía mucho pero me lo tragaba. Y estoy segura que mis kilos de más eran eso. Fue hablar con él y, desde el día siguiente, me desperté desinflada. Y esto, Ana, se lo debo a tu curso. Y tú me dirás, ¿por qué? Pues porque yo sé que nunca me habría atrevido a hablar con él si no me hubiera sentido más serena, más estable…

Es muy difícil de explicar. Yo le quiero mucho y si hubiera hablado con él en mi estado anterior, estoy segura de que el matrimonio se habría roto. Pero al hablar así y soltar tanta carga emocional, él me ha entendido y yo me he liberado de mi peso.

Ana, gracias de verdad, por poner a nuestro alcance una forma de comer tan deliciosa sin tener que hacer dieta, sin pesar, ni medir, ni esclavizarse… y que a la vez produce cambios tan palpables en nuestro estado emocional… Con lo crispados que estamos hoy en día todos… Ojalá más y más gente conozca esta forma de comer para el bien de todos.

Un abrazo de corazón, bonita.

¿Por qué esta alumna ha conseguido manifestar su deseo de desinflarse como «de la noche a la mañana», según nos cuenta?

Recapitulemos. Mi propuesta acerca de cómo mantenerte delgada sin dieta ni ejercicio era la siguiente:

1. Dedicarte diariamente a realizar una labor que sea tan gratificante para ti que pierdas la noción del tiempo.
2. Seguir un estilo de alimentación similar al que he indicado, según sea tu caso, de menos a más avanzada en mis propuestas.
3. Mantenerte en un estado de consciencia de elevado nivel vibratorio con serenidad, paz, agradecimiento, alegría, etc., para que tu vida manifieste lo que corresponde a dicho estado.
4. Deshacerte del peso (las cargas) que no te corresponden. Hay tres tipos de cargas que llevas encima por las cuales no adelgazas a pesar de que puedas estar cumpliendo perfectamente los puntos anteriores:

   – Carga 1: la que tiene que ver con poner límites. Como vimos, tu tarea consiste en poner los límites ya.
   – Carga 2: la que tiene que ver con el daño que te causó una persona. Tu tarea es encontrar el aprendizaje que te regaló ese daño y liberar de culpas a todos los implicados.
   – Carga 3: la que tiene que ver con el daño que te has causado a ti misma por no concederte lo que quieres. Tu tarea es encontrar qué es lo que quieres. Y, después, obviamente, dártelo.

¿Sabrías responder ahora a la pregunta que encabeza la página? ¿Por qué esta alumna ha conseguido manifestar su deseo de desinflarse como «de la noche a la mañana», según nos cuenta?

¿Por qué mi alumna adelgazó tras hablar con su marido y no por la dieta?

• TAREA DIARIA GRATIFICANTE Y SEGUIR UN ESTILO DIETÉTICO DETERMINADO

En este caso hay dos razones unidas en una:

– Por un lado, ha manifestado su deseo de adelgazar, en primer lugar, porque disfrutaba mucho comiendo así. Es decir que, si crees en que lo principal para adelgazar es hacer dieta, elige una con la que disfrutes, nunca una con la que sufras y estés todo el día deseando terminar.

– Y, por otro lado, ha seguido un estilo dietético y no una dieta. No se trata de hacer una dieta horrible durante un mes y luego dejarla y volver a los hábitos que contribuyeron al aumento de peso en el climaterio. Por eso tienes que encontrar un modo de comer que te guste tanto que lo mantengas en el tiempo por puro disfrute. Yo encontré el mío y es el que enseño en mis cursos.

Las mujeres WHIP no sufrimos ya más. Por ejemplo, como veremos más adelante, si queremos hacer ejercicio, nos buscaremos uno con el que disfrutemos, aunque haya que buscar y buscar, hasta encontrarlo. No haremos un tipo de ejercicio que odiamos con el fin de adelgazar para luego dejarlo. Es lo mismo. Hemos de mantener el ejercicio para siempre porque, además, no se trata sólo de adelgazar, sino de mantenernos ágiles, tonificadas y prevenir el deterioro óseo. Y, por eso, si elegimos una forma de comer determinada, es imprescindible que el momento de sentarnos a comer sea un disfrute y no un castigo, como ha hecho esta alumna.

- DESHACERTE DE LAS CARGAS QUE NO TE CORRESPONDEN, EN ESTE CASO LAS RELACIONADAS CON EL DAÑO QUE TE CAUSÓ UNA PERSONA Y CON PONER LÍMITES A PARTIR DE AHORA

Lo siguiente también constituye una razón doble:

– Ella tenía perfectamente identificado un sufrimiento con el que llevaba cargando años y del cual se tenía que deshacer (carga 2). Esto es clave; tienes que saber identificar tu propia carga personal. La mía era más de tipo emocional (yo quería un hogar y lo creé dentro de mi barriga, en el útero) y la de ella era más de tipo relacional («se tragaba» durante años la falta de tacto y comprensión de su marido).

– Y, por otro lado, tenía que poner límites para que, en adelante, su marido la tratara de otra manera (carga 1).

Los ejercicios de este libro se centran en que identifiques cuál es tu carga. Puede ser algo muy distinto a la de estos dos casos.

Si te sobra peso, ten por seguro que estás soportando una carga que te daña. Puede tener que ver con no concederte lo que quieres, quizá por desconocimiento y desconexión de ti misma, tal vez porque crees que no puedes y sientes amargura, quizá por no haberte perdonado por algo, por no haber sabido comprender para perdonar a alguien, etc.

En mi caso, quería formar un hogar; en el caso de esta alumna era una relación de pareja en la que había algo que le hacía sufrir mucho. ¿Cuál es tu caso?

• MANTENER UN ESTADO DE CONSCIENCIA DE ELEVADO NIVEL VIBRATORIO, con serenidad, paz, agradecimiento, alegría, etc., para que tu vida manifieste lo que corresponde a dicho estado. Comer bajo en carbohidratos regula la insulina en sangre, lo que trae como consecuencia que disminuya la ansiedad y la persona se sienta más tranquila y calmada. Así que esta forma de comer con la que tanto disfrutaba, además, le ha aportado la serenidad que necesitaba para solucionar un problema que ella ya sabía que tenía. O, dicho de otro modo, para poderse liberar de la carga de tener que «tragarse su dolor» (que se estaba acumulando en forma de kilos), expresándole con serenidad a su marido cómo se sentía.

Hablar con su marido en un estado de serenidad es lo que la ayudó a que él la comprendiera y a que ella se liberara de todo el peso (o carga emocional) que llevaba encima durante años. Es verdad que la alimentación cetogénica es muy potente, pues, además de ayudarnos físicamente (y no sólo a adelgazar, sino también a estar más activa, más viva, a despejar la nube mental, etc.), lo hace también a nivel emocional, dado que nos aporta una mayor serenidad de espíritu y reduce la ansiedad por comer. Lo veo cada día, como en este caso, y no dejo de sorprenderme.

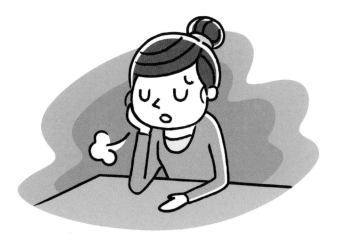

Pero lo verdaderamente relevante de este correo electrónico es ver, una vez más, que cuando decides con todo tu ser que quieres algo para ti, tu yo infinito te lo concede. Y, además, te llega con regalo. Ella quería sanar su relación con su marido, al que quiere mucho, aunque no se atrevía a expresarle su dolor sin estar más estable, porque, de hacerlo así, sabía que su matrimonio se habría roto.

Y la solución llegó inesperadamente a través de querer cuidarse a sí misma apuntándose a mi curso, con lo que recibió la serenidad necesaria para arreglarse con su marido y, de paso, el regalo: adelgazar.

TEMA 12

LA SUPLEMENTACIÓN MÁS SENCILLA DE INCORPORAR Y QUE TE AYUDARÁ AL NIVEL MÁS SOBRESALIENTE. TAMBIÉN A VIVIR PLENAMENTE TU SEXUALIDAD

Swami Dayananda, maestro de Vedanta, una de las escuelas de filosofía del hinduismo, solía decir: «Vedanta no te enseña nada nuevo, te enseña *cómo* manejar tu vida para no permitir que sea afectada por los sucesos difíciles que acontecen».

Muchas mujeres, o bien por no tener conocimiento de ello o por no concederse la atención necesaria, no utilizan la enorme cantidad de remedios que la naturaleza nos ofrece para reducir en gran medida la sintomatología propia del climaterio.

El enfoque de los suplementos es ayudarte a transitar por este período con sus síntomas, pero en lugar de quererlos suprimir y acallar sus mensajes, lo que buscan estas plantas es armonizar la manera en que aparecen los síntomas y cómo te relacionas con ellos.

Elige los que consideres que favorecerán más tu proceso, porque hay que realizar el trabajo interior: por eso están los síntomas ahí, pero con estos suplementos de la naturaleza les estás diciendo que sabes que tienen un mensaje para ti y que los escuchas. Que intentarás reducir su intensidad para armonizarte con el corazón y estar lista para saber qué es lo que quieren decir.

A continuación, muestro la lista de suplementos naturales. La he ordenado al azar, ya que no hay ninguno más importante que otro, aunque excepcionalmente alguno lo destacaré por ser imprescindible.

Elige el o los que necesites en función de la sintomatología que desees mitigar:

- *Aceite de onagra o prímula.* Es rico en un ácido graso esencial omega 6, el ácido gamma-linolénico (GLA), muy poco común y que pertenece los ácidos grasos omega 6 antiinflamatorios, que, por lo general, son proinflamatorios. Es útil para tratar los cambios de humor, la irritación y la hinchazón de las mamas, típicos tanto del síndrome premenstrual como de la entrada en el climaterio, en especial

173

en la perimenopausia, que es cuando se exacerban los síntomas por el cambio tan brusco que se produce a nivel hormonal.

Además, equilibra el HDL con el LDL, reduce los triglicéridos y mitiga el aumento de la presión arterial, típicos desajustes de esta etapa. Huele muy bien y muchas mujeres se lo aplican en la cara para evitar el acné, e incluso en el cabello antes de acostarse, ya que aporta suavidad al pelo y reduce su fragilidad. Si lo aplicas por el cuero cabelludo con una agradable fricción, además de relajarte, aumenta la circulación sanguínea a nivel cerebral, lo que promueve una mayor oxigenación de las células del intelecto, que nos aportan tanta lucidez, discernimiento, sagacidad y claridad en esta etapa. Por tanto, ¡mimémoslas con agradecimiento a la vez que nos mimamos a nosotras mismas!

Se comercializa en perlas o en aceite líquido, y las dosis suelen variar dependiendo de la concentración de la marca comercial. Por lo general, la recomendación de los fabricantes suele ser tomar de 1 a 3 cápsulas al día. La ración líquida aconsejada de aceite de onagra es de media o una cucharadita al día. Búscalo prensado en frío y ecológico, y preferiblemente en una botella oscura y de cristal para preservarlo mejor.

Yo lo tomo líquido y me resulta comodísimo, junto con mi vitamina D3+K2 sublingual, con el MCT y el omega 3 también líquido, por lo que la absorción de todos los aceites se ve potenciada. Ambos, la vitamina D3+K2 y el omega 3, son imprescindibles.

- *Vitex agnus-castus o sauzgatillo.* Esta planta que tiene el poder de reducir los niveles de estrógenos y aumentar los de progesterona. Es ideal en la premenopausia para regular las menstruaciones irregulares, así como en la perimenopausia si se exacerban los síntomas derivados de una falta de progesterona mayor que el descenso de los niveles de estrógenos, como las alteraciones en el estado de ánimo con irritabilidad y ataques de ira, así como las cefaleas y la tensión en las mamas. Destacan las siguientes marcas: Ginevitex, que viene en gotas; Vitex de Lamberts, en tabletas, o Vitex de Solaray, en cápsulas.
- *Alfalfa.* Los germinados de alfalfa en ensaladas o el extracto de alfalfa verde en comprimidos, así como el trébol rojo, ejercen un efecto modulador en el organismo al actuar como sustitutivos naturales de la falta de estrógenos, debido a su contenido en isoflavonas y cumestrol, y pueden resultar de ayuda en los sofocos, los sudores nocturnos y la prevención de la osteoporosis. Se trata de una serie de compuestos químicos presentes en dichas plantas, cuya estructura molecular es muy similar a la de los estrógenos.

Las isoflavonas más conocidas son las de soja, pero yo no las recomiendo porque se cree que puede existir relación entre su consumo y la resistencia a la insulina, fenómeno ya de por sí peligroso en el climaterio, como se ha comentado.

Aunque he de añadir que lo relativo a las isoflavonas de soja aún está en estudio, pues es una terapia relativamente moderna que funciona con algunas mujeres y con otras no.

El cumestrol es otro producto natural presente en algunas plantas que también presenta actividad estrogénica. Algunas de las isoflavonas, junto con algunos lignanos (que más tarde estudiaremos) y cumestanos forman los fitoestrógenos, que son los compuestos de algunas plantas que presentan actividad agonista, es decir, que produce la misma acción estrogénica.

- *Aloe vera o sábila.* La capa más profunda de la piel, nuestra dermis, soporta la epidermis y permite a la piel prosperar. El aloe vera presenta una enorme capacidad para penetrar en la dermis y ayudar a sanar la piel desde dentro. Durante mi convalecencia tras la histerectomía, aparte de las suturas externas que cerraban las pequeñas incisiones de la laparoscopia, me cuidé muy bien la cicatrización interna bebiendo cada día alrededor de 1/3 de botella de aloe vera fresco cien por cien natural y sin pasteurizar, al levantarme, antes y después de las comidas y al acostarme. En la revisión médica diez días más tarde, para retirarme las suturas y ver el estado de la cicatrización de las heridas, la ginecóloga y la enfermera quedaron impresionadas. Lo cierto es que también me aplicaba aceite esencial de rosa mosqueta varias veces al día sobre las cicatrices visibles. Pero estoy segura de que las invisibles cicatrizaron de la mejor manera. Pero el aloe vera no sólo alivia la sequedad de la piel propia de la premenopausia, debido a sus propiedades hiperhidratantes, sino que además mejora los sofocos y los trastornos del sueño, y fortalece las articulaciones y ayuda activamente a mejorar la función gastrointestinal, estimulando la digestión y la absorción de nutrientes.

Yo lo tengo incorporado en mi día a día desde que me operé, pues, además, me ayudó a recuperar la función intestinal con rapidez y a disolver los horribles gases, consecuencia de la técnica quirúrgica de inflar el abdomen para poder ver bien los órganos abdominales durante la laparoscopia.

Tan solo en dos ocasiones necesité ponerme un enema para ir al baño, y estoy segura de que recuperé la motilidad intestinal gracias a la enorme ingesta del aloe vera diario, junto con la toma habitual de caldos de huesos de carne, de pescado e infusiones muy calentitas, que ayudan, sin duda, a la evacuación. El enema que utilicé se llama Melilax. Se trata de un aceite a base de mieles y polisacáridos de aloe vera y malva, que liberan el intestino sin irritarlo y, además, protegen la mucosa rectal. Como es tan suave y natural, se puede retener en el cuerpo hasta quince minutos con más o menos facilidad, y se pueden usar hasta dos enemas si con el primero no has evacuado del todo. Ayuda asimismo a eliminar los gases. Aunque no te hayan operado, en el climaterio puede ser realmente eficaz si tienes tendencia al estreñimiento.

- *Astrágalo.* Este arbusto ayuda a elevar los niveles de DHEA relacionados con el agotamiento suprarrenal, al mismo tiempo que resulta útil en los cambios de humor que muchas veces tienen relación con el cansancio. Todas las emociones relacionadas con el miedo y los excesos, así como las enfermedades crónicas o el trabajo por turnos, son grandes estresores del organismo que pueden agotar los niveles de hormonas suprarrenales, como la DHEA u hormona de la juventud. Esta hormona, que nos dota de energía, puede aumentar si te centras en pensamientos amorosos, disfrutas del tiempo con tus seres queridos, reduces el ritmo y ríes todo lo que puedas, es decir, si haces lo mismo que harías para aumentar tus niveles de óxido nítrico. Pero hay dos plantas que nos ayudan especialmente con ello, como el astrágalo y el ginseng rojo. Si, además, su toma se combina con el consumo regular de lignanos, que se encuentran en las semillas de calabaza, girasol, sésamo y lino, se nota una mejoría importante en el bienestar general.

El astrágalo está disponible en comprimidos, pero también en extracto líquido. A mí me gusta más este último, pues me resulta muy sencillo añadir unas gotitas a las infusiones que me tomo durante el día, que son muchas, porque me encantan, sobre todo en invierno. Durante el postoperatorio, no seguí muy estrictamente mi manera de comer *low carb*, puesto que no tenía hambre y me sentía agotada. Además, estaba escribiendo este manual porque quería aprovechar la energía del amor que sentía por todo lo que estaba sucediendo en mi vida y plasmarla aquí. También leía muchísimo en los ratos de más cansancio para seguir documentándome para el manual.

El agotamiento era producto de la cantidad de hormonas del miedo, como el cortisol y la adrenalina, así como por la anestesia, que mi cuerpo había segregado durante la intervención quirúrgica, que duró casi cinco horas debido al tamaño tan enorme que había desarrollado mi útero para poder albergar semejantes miomas. Por esta razón, todas las mañanas tomaba jalea real pura y fresca cien por cien natural y ecológica.

Aunque estés siguiendo una alimentación baja en carbohidratos, si sólo tomas un vial al día, que es lo que se recomienda, ya se ha comentado que sólo te aportará 6,5 g de carbohidratos, y la jalea real tiene la propiedad de normalizar los niveles altos de glucosa en sangre. Es un excelente concentrado reconstituyente, pues posee una enorme riqueza en vitaminas A, C y minerales, como calcio y hierro. Y por esta razón, entre sus beneficios se encuentra el de aumentar las defensas, por lo que tomarlo siempre será beneficioso. Existe un preparado de jalea real que contiene ginseng rojo, además de las vitaminas B6 y B12, comercializado por Qualnat en viales líquidos para tomar uno al día por la mañana. Te aportará energía y vitalidad, además de ayudarte a aumentar tus niveles de la hormona de la juventud (DHEA) que segregan las suprarrenales.

- *Calcio.* No es fácil acertar con un buen suplemento de calcio durante el climaterio (o en cualquier momento de la vida), porque como he enseñado a mis alumnos desde hace más de veinte años, ingestión y absorción no son lo mismo. Necesitamos un aporte de calcio que sea asimilable al máximo por el organismo y que no produzca una acumulación en sangre que implique dolor abdominal, náuseas, debilidad e incluso fatiga. Para mí, el mejor es Osteoguard Advance de Lamberts, porque es una formulación que contiene el doble de calcio que de magnesio, que es la proporción ideal para maximizar su asimilación. Además, el magnesio se incluye como hidróxido de magnesio, carbonato de magnesio y citrato de magnesio, sus tres presentaciones más asimilables; y el calcio como carbonato de calcio y citrato de calcio, asimismo sus formas más asimilables. Por si fuera poco, Osteoguard Advance incluye vitaminas D3 + K2, ideales para asimilar el calcio y también porque la vitamina D es de vital importancia para nuestro sistema inmune y óseo. Se toman 2 cápsulas al día con la comida principal, nunca junto a medicamentos tiroideos.

- *Cimicifuga racemosa.* Se trata de una planta de Norteamérica muy útil para los síntomas de la perimenopausia, como los sofocos, la sequedad vaginal, la irritabilidad y para prevenir la osteoporosis, porque ayuda a regular los niveles de estrógenos. Es útil para equilibrar el sistema cardiovascular. Además, posee un efecto antioxidante que neutraliza la acción de los radicales libres, frenando el envejecimiento. Se puede encontrar en extracto líquido o en cápsulas. Existe en comprimidos junto con ñame silvestre, que contiene también estrógenos y DHEA, además de vitaminas A, B y C, de manera que uno potencia la acción del otro, que se nota principalmente en el estado de ánimo y el nivel de energía.

- *Citrato de Magnesio.* Hemos hablado de él al mencionar el calcio. Mi recomendación es consumirlo como se explica. También puedes tomarlo solo. Sus beneficios son:

  - Reducción en los niveles de TSH en pacientes tiroideos.
  - Mantenimiento de niveles saludables de la hormona DHEA, lo que reduce el cansancio y la fatiga, proporcionando, además, un sueño reparador.
  - Mejora el peristaltismo intestinal y ayuda a evacuar.
  - Útil para tratar las cefaleas, incluso de tipo migrañoso, la ansiedad y la irritabilidad.
  - El magnesio regula los niveles de azúcar en sangre. Las personas con resistencia a la insulina suelen presentar déficit de magnesio.
  - Relaja las paredes arteriales, reduciendo la presión arterial y facilitando la tarea de bombear sangre por parte del corazón. Por eso es tan útil en el llamado síndrome metabólico, que consiste en obesidad abdominal (perímetro de cintura mayor o igual a 94 cm en varones y 88 cm en mujeres) y al menos dos de las cuatro alteraciones siguientes:
    - Triglicéridos elevados por encima de 150 mg/dL.
    - Colesterol HDL bajo: menor de 40 mg% en hombres o de 50 mg% en mujeres.
    - Presión arterial elevada: presión arterial sistólica (PAS) mayor o igual a 130 mmHg y/o presión arterial diastólica (PAD) mayor o igual a 85 mmHg.
    - Alteración en la regulación de glucosa: glucosa anormal en ayunas, intolerancia a la glucosa, resistencia a la insulina o diabetes.

La marca de citrato de magnesio que recomiendo es Solgar. Basta con tomar 1 o 2 comprimidos al día al acostarse, como mínimo con una diferencia de cuatro horas de la tomas de medicamentos tiroideos. En casos de insuficiencia renal no debe tomarse.

La función del magnesio, junto con el calcio y la vitamina D3 + K2, es imprescindible en esta etapa, por eso sugiero ingerir Osteoguard Advance de Lamberts. Se estima que el 70 % de las personas tiene deficiencia de magnesio, y el 84 %, de vitamina D. No podemos permitirnos estas deficiencias nutricionales durante el climaterio, y cuanto antes comencemos a subsanarlas, más retrasaremos el envejecimiento general, la propensión a enfermar y la pérdida irrecuperable de densidad mineral ósea.

- *Citrato de zinc.* Se trata de un mineral catalizador de reacciones enzimáticas orgánicas que optimiza el funcionamiento de la tiroides, potencia el sistema inmune, ayuda a la cicatrización de las heridas, a evitar las uñas quebradizas, y, además, es un potente depurativo hepático. Evita tomarlo con antinutrientes que reduzcan su absorción, como son los alimentos ricos en fitatos (cereales, legumbres y frutos secos), o junto a suplementos de hierro.

Puedes saber si tienes deficiencia de zinc, si en un test sanguíneo de la función hepática aparecen bajos los niveles de fosfatasa alcalina. Mi marca preferida para suplementarte debido a su elevada asimilación es Solgar en comprimidos de 30 mg. Se toma un comprimido al día junto con la comida principal. Intenta no ingerir más de 30 mg/día para evitar la reducción de los niveles de cobre en el organismo.

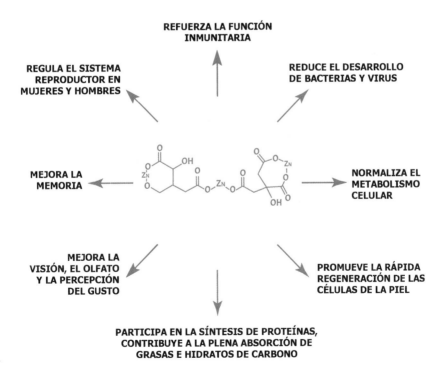

Propiedades útiles del citrato de zinc.

- *Coenzima Q10.* Antioxidante conocido también como ubiquinona. Se fabrica en cada célula y es un componente esencial de la mitocondria, responsable de producir energía a partir de los alimentos. La mayoría de la CoQ10 se concentra en el corazón y el hígado. A medida que envejecemos, va disminuyendo, y si en la menopausia también disminuye la DHEA, tenemos un posible cuadro asténico y depresivo. Además, frena el envejecimiento, porque ayuda a protegernos de los radicales libres y de la consecuente oxidación, y debido a su efecto sinérgico, junto con las vitaminas C y E, se emplea en muchas cremas faciales.

  Está presente en el hígado del bacalao ahumado, donde su consumo es ideal porque no se cocina, ya que la cocción la destruye con facilidad. Si quieres suplementarte con CoQ10, recomiendo la marca Solgar.

  Durante el climaterio se producen desajustes en los niveles de colesterol. El medicamento que se toma para reducir el colesterol, las estatinas, disminuye drásticamente la cantidad de CoQ10, causando, además, pérdida de memoria, entre otros efectos secundarios. En el caso de tomar estatinas, es necesario suplementarse dos veces al día con CoQ10. Hay otras formas más naturales de reducir el colesterol, en caso e que sea necesario. Por ejemplo, la misma CoQ10 es un poderoso antioxidante que previene la oxidación del LDL, que sería lo peligroso en caso de que tuvieras un LDL elevado. Existen cápsulas veganas en las que se combina la CoQ10 con levadura de arroz rojo, lo que ofrece un resultado óptimo para reducir los niveles de colesterol si de verdad es preciso.

  La CoQ10 también es deficitaria en pacientes que padecen cáncer, diabetes y enfermedades neurodegenerativas. Sólo hay que tener en cuenta que no se puede tomar si se consumen a la vez anticoagulantes como, por ejemplo, la heparina.

- *Colágeno.* Es la proteína más abundante que hay en nuestro organismo, y su función es fabricar el tejido conectivo, como el de la piel, los cartílagos, los huesos, los tendones y los órganos. La capa de colágeno de la piel se adelgaza cuando descienden los niveles hormonales. Y esto se hace patente en las arrugas de la cara o su descolgamiento, así como en un empeoramiento de nuestra situación ósea. Además, mejora la recuperación tras el ejercicio, protegiendo huesos y articulaciones, y funciona como un antiinflamatorio general del organismo. El mejor aporte de colágeno que puedes tomar proviene de los caldos de huesos de carne o pescado, siempre de animales criados en libertad. Así como cualquier suplemento antioxidante, como el complejo de selenio + vitaminas A, C, E que presenta Lamberts, o la propia CoQ10 que acabamos de estudiar. Si prefieres suplementarte, puedes comprarlo en polvo, siempre hidrolizado soluble de origen bovino, pues el de origen marino no se asimila del mismo modo. Puedes tomar un cacito al día en ayunas, disuelto en algún líquido y otro una hora antes de acostarte.

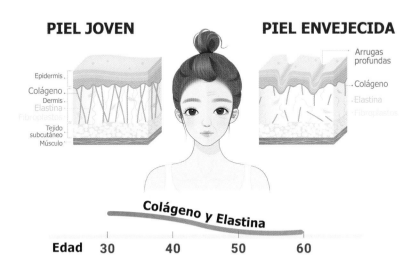

Como he sido vegetariana hasta hace unos 5-6 años, nunca había tomado caldo de huesos de animales. Me atreví a probar el caldo de pescado, pero me costaba un poco tomarlo con regularidad. Cuando me practicaron la histerectomía, no tuve hambre durante todo un mes. Me sentía absolutamente inapetente. Sin embargo, le pedía a mi madre que me preparara caldos de huesos de carne, que tomaba todos los días. Ahora que escribo sobre el colágeno, soy consciente de por qué, ya que no me había detenido a pensar que mi organismo creó esa ausencia total de apetito para destinar todos los recursos a su curación y que, a la vez, me hizo desear obsesivamente tomar 1-2 tazas grandes de caldo cada día, lo mismo que me sucedió con las cantidades ingentes de aloe vera puro y sin pasteurizar que consumía a diario, que me ayudaron a que cicatrizaran y se suavizar mis mucosas de cualquier daño que les pudiera haber causado en la intervención. Y en cuanto a la jalea real con ginseng rojo, permitió aumentar mi escasa energía y aportar muchísimos nutrientes reconstituyentes que necesitaba en ese momento.

También me apetecía tomar kéfir de cabra muy a menudo. Y estoy segura de que me lo pedían las bacterias intestinales después de las dos dosis de antibióticos que recibí, una en quirófano durante la intervención y otra intravenosa al día siguiente.

¿Existe algún alimento, bebida o suplemento que no consumas habitualmente, pero que últimamente te apetezca mucho comer? Reflexiona sobre ello y anótalo en tu cuaderno, junto con la fecha de hoy.

Después, indaga sobre sus propiedades. Si encuentras entre ellas alguna que puedas relacionar con el momento vital en el que te encuentras y lo que sientes física y anímicamente, escríbelo en detalle junto al nombre del alimento, bebida o suplemento.

> El objetivo de este ejercicio es conectarte aún más contigo misma. Porque toda la sabiduría que necesitas se encuentra en tu interior. Lo único que tienes que hacer es escuchar lo que te pide el cuerpo, sea lo que sea. Y dárselo, por más extraño que te parezca.

Nadie mejor que tú sabe qué alimento, bebida o suplemento te irá mejor en este momento. Más que guiarte por las propiedades de algo, hazlo por lo que te apetezca, aunque sea chocolate, y después estudia sus propiedades para saber qué buscaba tu cuerpo.

- *Dong quai o* **Angelica sinensis,** también conocido como el ginseng femenino. Se trata de una raíz originaria de China, Corea y Japón, que pertenece a la familia del perejil, el cilantro o las zanahorias. Actúa como regulador hormonal de los niveles de estrógenos y regula la menstruación, reduciendo los dolores pélvicos asociados. Se puede tomar en decocción. Sin embargo, por su efecto retardante de la coagulación sanguínea, no está recomendada para las mujeres que sufren menstruaciones muy dolorosas o con sangrados muy abundantes, ni en caso de cirugías o para personas que tomen anticoagulantes, aunque sean naturales.

Como es una planta con efectos sobre los estrógenos, ésta y todas las demás plantas con efectos similares no deben recetarse a personas que sufren patologías de tipo hormonal, como cáncer de mama, de ovarios, de útero, miomas o endometriosis.

- *Hierbas adaptógenas.* Contienen sustancias farmacológicas vegetales que aumentan la adaptabilidad al estrés, tanto físico como emocional, por lo que alivian la disfunción suprarrenal: ashwaganda (hay que evitarla en pacientes alérgicos a las solanáceas), reishi, eleuterococo, rhodiola, ginseng, regaliz, maca… Se venden en polvo, y se puede añadir de 1 a 3 g al día a tisanas, batidos o bebidas cremosas.
- *Enzimas digestivas.* Sustancias que actúan como catalizadores mejorando el proceso digestivo, degradando las citoquinas proinflamatorias presentes en personas con autoinmunidad y reequilibrando la función del sistema inmune. También reducen los anticuerpos contra la tiroides y resultan ideales en enfermedades artríticas y trastornos inflamatorios.

  Recomiendo las de Solgar con bilis de buey (no vegano). Si se tienen malas digestiones, normalmente asociadas a estados de ánimo depresivos o iracundos, la posología es de una tableta tres veces al día una hora antes de cada comida. En el caso de que a la mujer le hayan extirpado la vesícula biliar o tenga una mala absorción de las grasas, hay que tomarlas junto con un complejo de vitaminas A, D, E y K. Es fácil de detectar si tus heces flotan y son muy claras, tienes gases, náuseas y piel reseca.
- *GABA.* Los estrógenos mejoran la función de la serotonina, motivo por el cual cuando descienden, la mujer puede sentirse muy triste y deprimida. Otra función de los estrógenos es aumentar los niveles de endorfinas y del neurotransmisor GABA, de efecto calmante, sedante y tranquilizante, que favorece el descanso y el sueño.

  La falta de progesterona también condiciona una menor actividad del mismo neurotransmisor, que, además, regula la presión arterial y el ritmo cardíaco, del mismo modo que reduce la ansiedad, la propensión a la depresión y la sensación de dolor, y mejora la respuesta inmunitaria.

  A medida que avanza el climaterio, si la alimentación no es correcta y el estrés es elevado, la hormona del estrés, el cortisol, se eleva y causa insomnio, además de aumento de peso. Un suplemento de GABA puede actuar como un tranquilizante natural y evitar estas consecuencias. También podemos encontrarlo en la valeriana y la pasiflora, que pueden tomarse cada día en forma de infusión antes de acostarse, y en el aminoácido L-teanina, presente en el té, la taurina, el magnesio, el kéfir y el salmón. Cualquier suplemento dietético de GABA, cuando se toma antes de acostarse, ayuda a conciliar el sueño, favoreciendo un descanso reparador sin riesgo de dependencia.

- *Salvia.* Esta planta aromática modula los niveles de serotonina, y es el remedio natural más útil para las sudoraciones nocturnas típicas de las 3:00-4:00 horas, así como para suavizar los cambios de humor. Está disponible en comprimidos, pero, además, existen formulaciones interesantes de salvia con aceite de onagra y plantas sedantes como el lúpulo, la manzanilla, la melisa y los lignanos. Vegavero la comercializa.

- *Hipérico o hierba de san Juan.* Esta planta ayuda a curar las heridas del alma. Su componente principal, al que se atribuyen sus propiedades antidepresivas, es la hipericina, que parece inhibir la acción de la monoaminooxidasa (MAO), una enzima que puede destruir la serotonina. La serotonina es un neurotransmisor que produce una sensación de mayor bienestar, concentración y autoestima. Pero cuando disminuye aparecen estados de tristeza y melancolía. A la capacidad antidepresiva de la hipericina se añade el efecto relajante de la hiperforina, otro de sus componentes, lo que lo convierten en el mejor recurso natural, conocido incluso por los psiquiatras, para aliviar depresiones leves, estados leves de ansiedad y trastornos nerviosos asociados a la menopausia. Suele presentarse en forma líquida (extracto fluido o tintura) o en cápsulas de polvo o extracto seco. Si lo consumes, evita la exposición solar, pues puede producir manchas en la piel, ya que es fotosensibilizante.

  Debe tenerse en cuenta que el efecto antidepresivo se manifiesta como muy pronto a partir de los 10-14 días de tratamiento. Pero su uso no debe ser excesivo, y se recomienda evitarlo en casos de enfermedad cardíaca, VIH, hipertensión, depresión diagnosticada y medicada con inhibidores de la recaptación de la serotonina, derrame cerebral, trasplante de órganos e insuficiencia hepática, así como durante el embarazo y la lactancia. También puede emplearse tópicamente en forma de aceite, parar curar heridas y pequeñas quemaduras, así como para nutrir la piel.

- *Matricaria.* Se emplea en medicina de una forma similar a la manzanilla. Tiene algunos efectos antiinflamatorios, y sus funciones principales son estomacales y emenagogas (favorece la menstruación). También tiene algunos efectos como laxante suave, así como carminativo, sedante y vasodilatador. Durante la perimenopausia es útil calmando los sofocos. Puedes tomarla en extracto o tintura, comprimidos o en infusión.

- *Lino.* Los lignanos son un químico natural que se encuentra en las semillas de lino, y que se consideran las hormonas de las plantas. Cuando las bacterias en el tracto digestivo actúan sobre los lignanos, estos se convierten en potentes sustancias similares a las hormonas, conocidos como compuestos fitoestrogénicos. Los fitoestrógenos de las semillas de lino alivian en especial los sofocos, y mejoran el perfil lipídico y la densidad ósea, con lo que reducen el riesgo de osteoporosis y tienen efecto antioxidante. Para que se asimilen bien, se pueden moler en seco y añadirlos a la comida, o ponerlos en remojo en agua durante unos 15 minutos, batir la mezcla de lino y agua, y agregarla a un batido o bebida cremosa. Su sabor es neutro.

- *NADH.* La nicotamida adenina dinuclético (NADH) es una coenzima que se encuentra en las células vivas, y su función principal es producir energía. Como a medida que cumplimos años los niveles de NADH disminuyen, esto puede conducir a:

  - Tener menos energía.
  - Aumentar de peso.
  - Disminuir el flujo sanguíneo.

Por eso, aumentar los niveles de NADH ayuda a:

  - Ralentizar el proceso de envejecimiento.
  - Reducir la ganancia de peso relacionada con la edad, apoyando tu metabolismo a medida que envejeces.

Se ha descubierto que esta coenzima tiene relación con las sirtuinas, que intervienen en el envejecimiento y en la muerte celular.

Las sirtuinas también tienen efectos sobre el metabolismo, ayudan a reducir la inflamación y aumentan la resistencia al estrés.

Son una variedad de enzimas que regulan los procesos metabólicos, de forma que retrasan el envejecimiento y contribuyen a prevenir enfermedades como la obesidad, la diabetes y las patologías cardiovasculares.

La marca alemana Fairvital dispone de comprimidos sublinguales de NADH que pueden encontrarse fácilmente en Amazon. La combinación NADH + CoQ10 posee un efecto sinérgico si se toman en combinación, que permite el máximo aprovechamiento de la CoQ10 en la célula, por lo que garantizan una producción máxima de energía, previniendo el estrés crónico. Existe una marca con sede en Florida que los comercializa juntos. Se trata de www.maac10.com

- *Ñame silvestre.* Se utiliza como alternativa a la terapia hormonal, o THS, para tratar los síntomas de la menopausia. Parece que esta planta contiene saponinas esteroidales naturales que se usan en el cuerpo como precursores de los compuestos de estrógenos y progesterona, y que pueden resultar beneficiosos durante el climaterio.

  Disminuye el dolor ovárico y la inflamación abdominal durante la menstruación porque contiene diosgenina, una molécula a la cual se la denomina «progesterona natural», que ayuda a activar los receptores de los estrógenos y, por tanto, mejora los síntomas de la menstruación, además de considerarse un antidepresivo natural.

  Asimismo, colabora en el mantenimiento de la flexibilidad de las articulaciones, pues disminuye el dolor y mejora la movilidad. Está demostrado que la diosgenina ayuda a consolidar las fracturas óseas y, en este sentido, previene la aparición de la osteoporosis. Y, además, ayuda a transformar las grasas en energía, de manera que combate el sobrepeso y el acúmulo de grasas en diferentes partes del cuerpo.

- *Omega 3.* Ácido graso de cadena larga conocido como EPA y DHA que disminuye los triglicéridos, el ritmo cardíaco en reposo y la tensión arterial, así como la inflamación crónica. Promueve la quema de grasas en el organismo y el desarrollo muscular, y mejora la memoria, la función cognitiva y el buen ánimo. Consume omega 3 procedente de aceite de kril, porque el que proviene de aceites de pescados puede contener muchos metales pesados. Sin embargo, el krill es rico en astaxantina, que es un antioxidante natural que lo protege, además de encontrarse en el nivel más bajo de la escala evolutiva por ser un pequeño crustáceo que se alimenta de fitoplancton en las frías aguas del antártico. Son perlas que se ingieren con agua.

Existe otro modo de consumir el omega 3, también bastante seguro, que es a base de aceite de pescado, pero no de cualquiera, sino natural, procedente de sardinas, anchoas y arenques. Contiene, además, agente aromatizante natural de limón, antioxidantes (extracto de romero, palmitato de ascorbilo y mezcla de tocoferoles naturales). La marca es Nordic Oil y, al ser un bote de aceite, es muy sencillo de consumir, ya que se toma una cucharadita al día.

- *Selenio.* Es un mineral del suelo que escasea en él debido a los métodos de cultivo actuales. No lo debes tomar si estás tomando a la vez anticoagulantes o medicamentos para la hipertensión. Mi marca preferida debido a su asimilación es la metionina de selenio 200 IU de Solgar (sin levadura), que es apta para veganos. Se toman de 200-400 IU en ayunas en una sola toma.

  Entre las propiedades del selenio, destacan:

  - La protección de las células del estrés oxidativo de los radicales libres.
  - Refuerzo del sistema inmunitario y retraso del envejecimiento celular.
  - Uñas y cabello sanos.
  - Gran ayuda en enfermedades neurodegenerativas.
  - Mitigación de los síntomas de la quimioterapia.
  - Reducción de los anticuerpos contra la glándula tiroides.
  - Antiinflamatorio.
  - Potente depurativo hepático.
  - Disminución de la ansiedad.

- *Trébol rojo.* Los fitoestrógenos del trébol rojo alivian especialmente los sofocos, y mejoran el perfil lipídico y la densidad ósca, con lo que reducen el riesgo de osteoporosis y tienen un efecto antioxidante.

- *Vitamina C.* Esta vitamina hidrosoluble (se elimina a través de la orina) es esencial para el correcto funcionamiento de las glándulas suprarrenales. Mejora el sistema inmune y la absorción del hierro. También reduce el cansancio y la fatiga y es un potente antioxidante para combatir los radicales libres responsables del envejecimiento. Puedes tomarla en ayunas, por ejemplo, junto con colágeno, y maximizas la asimilación de ambos (o exprimir limón en un caldo de huesos). Mi marca favorita es Solgar, vitamina C, 1000 mg. Es apto para veganos.

- *Vitamina D.* Junto con el calcio y el magnesio, es una vitamina importantísima para la salud ósea. Tómala siempre en su forma D3 + K2, con algo que contenga grasa, como una cucharadita de aceite de coco o de MCT, ya que se trata de una vitamina liposoluble, y esto aumentará su absorción.
- *Vitamina E.* La toma de CoQ10 junto con 200 UI de vitamina E de tocoferoles mixtos cada día es capaz de disminuir la proteína C reactiva, que es un indicador sistémico de inflamación en el organismo. Evita los suplementos de vitamina E que sólo contengan alfa-tocoferol, por sus posibles efectos prooxidantes.
- *Triptófano.* Este aminoácido esencial hace que el cerebro segregue serotonina, precursor de la melatonina, la hormona que nos ayuda a tener un sueño reparador. Además, en sí misma, la serotonina ejerce un efecto de enorme bienestar en nuestro estado de ánimo, pues alivia las cefaleas y las migrañas; además, es antidepresiva, relajante, ansiolítica y tranquilizante. Y por esta razón, además, puede ayudar en casos de aumento de peso, ya que disminuye la ansiedad por comer y ayuda a normalizar los niveles de insulina en sangre, evitando que se produzcan picos de glucosa que nos impulsen a comer. Por todos estos efectos no es de extrañar que este aminoácido ayude a mantener un correcto funcionamiento del sistema inmunológico. En lugar del triptófano, a veces se recomienda tomar 5HTP, que es un metabolito intermediario del triptófano. En el mercado existe infinidad de marcas de calidad que comercializan ambos.

EJERCICIO N.º 17

¿Cuál o cuáles de los comentados hasta ahora son los suplementos que vas a empezar a tomar? ¿Por qué? ¿En qué momento del día?

Reflexiona sobre ello y anótalo en tu cuaderno junto con la fecha de hoy.

Suplementos naturales para mejorar la experiencia sexual

- *Ashwagandha.* Adaptógeno que ya estudiamos en páginas anteriores en la suplementación general. Está integrada desde hace más de 3000 años en la medicina ayurvédica, y su popularidad se debe a que aumenta la excitación y la lubricación en mujeres sin deseo sexual. Se consume normalmente en polvo, que se añade a las bebidas calientes o batidos para que se disuelva bien. Evitar si se es alérgica a las solanáceas.
- *DHEA.* Si experimentas un bajón en tu deseo sexual durante la perimenopausia, puede deberse a un agotamiento suprarrenal. Se equilibra con la hormona DHEA, regulando así la libido. Consulta el apartado sobre la DHEA en suplementación general.
- *Espino amarillo.* Contiene ácido graso omega 7, que hidrata y regenera la piel y las mucosas, por lo que es muy útil para la sequedad vaginal. Actúa desde la hipodermis y tiene efectos beneficiosos sobre la atrofia vaginal. Es una alternativa para mantener la integridad de la mucosa vaginal y mejorar la atrofia. Se puede administrar por vía tópica, en crema, o por vía oral.
- *Maca.* El extracto de raíz de maca andina peruana tiene un efecto específicamente intenso en la actividad de las hormonas que regulan el funcionamiento de la glándula pituitaria, que regula la actividad del sistema hormonal humano. La maca contribuye al equilibrio de la actividad hormonal y, por ello:

  - Potencia la libido.
  - Aumenta la fertilidad tanto en hombres como en mujeres.
  - Regula los síntomas del síndrome premenstrual, así como el propio ciclo.
  - Mejora el estado de ánimo.

  Ciertas mujeres experimentan un bajón en sus niveles de testosterona durante la perimenopausia. Y esto puede acabar con su deseo sexual. La menopausia también se caracteriza por generar cambios de humor y pérdida de la libido, y la maca, cuando se toma regularmente, la potencia. Se consume por lo general en polvo, que se añade a bebidas calientes o batidos para que se disuelva bien.
- *Ñame silvestre.* En el apartado de suplementación general ya se comentaron muchas propiedades del ñame silvestre. Además de todas ellas, disminuye la sequedad vaginal que, en muchas ocasiones, da lugar a picor y malestar, y que

derivan en problemas con la pareja, ya que produce molestias durante las relaciones sexuales.

- *Vitamina E.* Es un potente antioxidante que ayudará a la piel, que se vuelve más fina. Para la sequedad vaginal, existen supositorios vaginales de vitamina E, que, además, evitan el posible dolor en las relaciones sexuales.

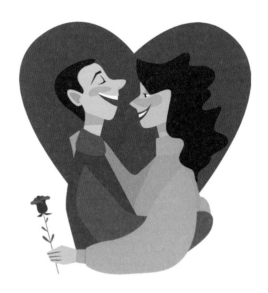

Formulaciones que mezclan diferentes principios activos

- *Gynfeel.* Es una formulación especialmente diseñada para la salud sexual de la mujer con extractos naturales que promueven el deseo y la capacidad sexual, además de estimular la libido y ayudar a mantener un humor positivo. Contiene también vitamina B5, para la reducción de la fatiga y un correcto rendimiento mental; vitamina B6, que contribuye a la regulación de la actividad hormonal; y vitamina A, que contribuye al correcto mantenimiento de la piel y las mucosas. Se toma 1 comprimido al día. Con el fin de observar el efecto deseado, el uso debe ser continuado durante al menos tres meses.
- *Idracare.* Gel hidratante vaginal cien por cien no hormonal, que contiene vesículas de ácido hialurónico de alta concentración; un flavonoide aislado del té verde y el brócoli, que retrasa la degradación del ácido hialurónico; un prebiótico que reequilibra la flora vaginal, y aloe vera, que hidrata, repara y epiteliza la mucosa. Se recomienda cuando disminuye la secreción vaginal natural, por ejemplo:

– Cambios hormonales durante el ciclo menstrual, peri y posmenopausia.
– Tratamientos médicos, como, por ejemplo, radioterapia.
– Ejercicio intenso, tabaquismo y estrés.
– Alteraciones de la microbiota vaginal.

La sequedad vaginal produce síntomas molestos, como prurito, irritación, escozor o dispaneuria (dolor durante las relaciones sexuales). Con el uso de esta formulación, se reducen las molestias y las incomodidades ocasionadas por ella. Se aplica en el interior de la vagina, con la ayuda de un aplicador por la noche antes de acostarse. Se recomienda su uso dos días a la semana durante períodos de tres meses.

- *Libicare.* Es el nombre comercial de una formulación compuesta por:

    – Trigonella (conocida como alholva o fenogreco), que presenta una mejora del deseo y la excitación, con un aumento en la concentración de testosterona libre. El fenogreco podría tener un **efecto moderado anticoagulante** de la sangre. Evita tomarlo junto con anticoagulantes y antiplaquetarios como la warfarina, e incluso con antiinflamatorios de síntesis como ibuprofeno, Voltarén o aspirina.
    – Fitosomas del *Ginkgo biloba*, que facilitan el flujo sanguíneo y tienen un efecto relajante sobre el músculo liso, lo que es importante para la respuesta sexual en las mujeres.
    – Damiana, que tiene un efecto inhibitorio de la aromatasa, que puede producir un aumento de la testosterona libre. La damiana es conocida por sus propiedades afrodisiacas, tónicas y diuréticas.

Aunque se recomienda tomar 1-2 al día, mi ginecóloga me advirtió de que sólo lo tomara los días que tuviera relaciones sexuales, porque su efecto era muy potente. Además, Libicare es un complemento alimenticio a base de extractos de plantas, selenio y vitaminas del grupo B, que posee efectos positivos en la mejora de la función sexual en mujeres con bajo deseo, mejorando los diferentes parámetros de la función sexual: frecuencia, deseo y calidad del orgasmo, tanto en la población en edad fértil como posmenopáusica.

HÁBITOS COTIDIANOS PARA FORTALECER Y REHABILITAR TU SUELO PÉLVICO

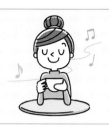

Existen muchas costumbres cotidianas que repetimos inconscientemente cada día y que perjudican nuestro suelo pélvico sin que lo sepamos. El suelo pélvico tiene una doble función: por un lado, sirve como canal de paso para la fecundación y el parto, además de la micción y la defecación. Por otro lado, soporta las vísceras pélvicas, las estabiliza igual que a la columna lumbar, cuida de la continencia urinaria y fecal, y tiene una función sinérgica con el orgasmo.

Según indica la fisioterapeuta especializada en suelo pélvico Mireia Grossmann en su libro *El suelo pélvico al descubierto*, podemos hacer un experimento para saber si nuestro suelo pélvico está sufriendo demasiada presión.

A continuación, ofrezco un resumen:

1. Coloca la mano en el abdomen, por debajo del ombligo.
2. Empuja como si quisieras defecar, aguantando la respiración.
3. Notarás que el abdomen se endurece y se abomba hacia fuera.
4. Esta tensión también la está sintiendo el suelo pélvico, como cuando hacemos abdominales o tosemos.
5. Cuando seas consciente de que estás sintiendo este tipo de presión, nos dice Mireia, cesa inmediatamente ese esfuerzo, y tu suelo pélvico te lo agradecerá.

Cuidados para tu suelo pélvico a través de los actos automáticos diarios

- *La mejor manera de sentarte.* Existe una postura ideal para sentarte de manera que no fuerces los órganos pélvicos. La mayoría de las personas se sientan encorvadas, y esto, día tras día, perjudica a todo el cuerpo, además de hacernos menguar. Por eso, los ancianos cada vez son más bajitos. Sentarse correctamente no es tan difícil, tan sólo hay que seguir una serie de pasos que, repetidos una y otra vez, integrarás perfectamente como un nuevo hábito automático a la hora de sentarte. ¡Vamos a practicar la postura! Para ello, sigue los siguientes pasos:

1. Siéntate lo más al fondo posible del asiento de una silla cualquiera con respaldo que tengas en casa. Pero, al hacerlo, saca exageradamente hacia atrás tu pelvis, de manera que te sientes sobre tus isquiones. Estas dos prominencias óseas circulares se encuentran justo bajo tus glúteos. Otra manera de sentarte sobre ellos, la que habitualmente utilizamos los practicantes de yoga y meditación, es sentarte, inclinar después el tronco hacia delante y separar con tus manos ambos cachetes del trasero hacia afuera, para, después, volverte a colocar recta, llevando de nuevo tu tronco hacia atrás.

2. Ahora encuentra la postura neutra. Se trata de que la pelvis no esté ni hacia delante ni hacia detrás, sino centrada. Te puede ayudar observar tu curvatura lumbar, que no debe estar demasiado arqueada ni curvada. Mireia Grossmann, en *El suelo pélvico al descubierto*, recomienda lo siguiente para cuando la silla no tenga respaldo: tratar de poner la vagina o el clítoris en contacto con la silla. A esto le llama vagina-ventosa. Una vez sentada así, has de relajar la espalda, para notar que sigue erguida ella sola, aun con la musculatura relajada. Los practicantes de meditación solemos usar esta postura ayudándonos de un cojín, donde situamos los isquiones, para inclinar después el tronco hacia delante y separar con ambas manos los dos cachetes del trasero hacia afuera. Nota que ambas caderas quedan bien niveladas. Después, te encontrarás bien derecha, a la vez que los músculos de la espalda están bien relajados.

3. En esta posición, practica la elongación; de lo contrario, poco a poco, la postura va perdiendo su técnica y acabas curvando de más las lumbares, decreciendo, e incluso venciéndote hacia delante. Una práctica sencilla para elongarte es imaginarte un hilo tirando de tu cabeza hacia arriba, manteniendo a la vez la barbilla un poco más hacia abajo de su posición neutra habitual. Ésta es una práctica sencilla para mantener y no encoger la postura.

4. Y recuerda mantener siempre los pies apoyados en el suelo (si no llegas ponte un cojín) y no los cruces.

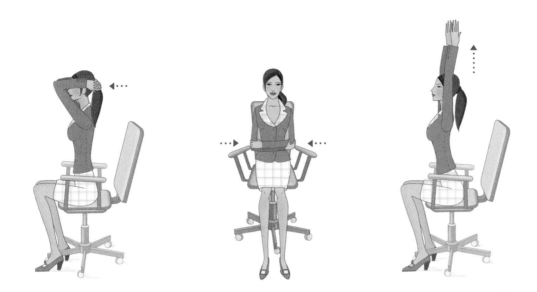

La importancia de la elongación del cuerpo. Cuando nuestra postura de pie pierde su tono abdominal, el peso de las vísceras abdominales recae sobre la vejiga y la vagina, en la parte anterior del suelo pélvico, lo que, con el tiempo, puede provocar prolapso e incontinencia. Sin embargo, con una postura correcta, el peso visceral abdominal recae sobre el periné posterior y se alinea con la línea de la gravedad sin afectar a los órganos pélvicos.

> Mantener una postura correcta, en la que la faja abdominal se encuentra activa y el diafragma descongestionado, es absolutamente necesario para que el peso de las vísceras repercuta sobre la parte posterior del suelo pélvico, que tiene mayor potencia muscular y podrá amortiguar mejor la presión.

Puedes comenzar a practicar, caminando por casa llevando saquitos de semillas en la cabeza.

Cómo levantar peso. Cuando levantas algo pesado, ya sea en el gimnasio o cargando la compra, cogiendo en brazos a tu hijo, portando maletas, haciendo una mudanza, etc., siempre estás ejerciendo una presión desfavorable para tu suelo pélvico.

La mejor solución es no cargar peso en absoluto, pero esto no siempre es posible, claro está.

Otra solución más factible es que el peso que cargues no sea excesivo. Muchas veces podemos pedir ayuda o fragmentar las cargas, por ejemplo, cuando haces una mudanza y distribuyes los objetos que hay que transportar en cajas más pequeñas. Habrá más cajas, pero serán menos pesadas. Carga el peso siempre de manera equilibrada en relación a ambas partes del cuerpo.

Si todo lo anterior falla y no tienes más remedio que levantar un peso que es excesivo para ti, la solución es practicar la técnica denominada *knack*, que significa «truco» en inglés. Consiste en realizar un bloqueo pélvico previo al esfuerzo que vayas a hacer, manteniéndolo todo el tiempo que dure el esfuerzo. Este truco es similar a la práctica que se emplea tanto en yoga como cuando realizas algunas técnicas de respiración conocidas como *pranayama*, y se denomina *bandhas*.

Los *bandhas*, o cierres energéticos, son contracciones voluntarias de determinados músculos, que buscan concentrar nuestra energía para purificar el cuerpo; además, nos ayudan a controlar mejor nuestros órganos y las posturas que realizamos en las diferentes *asanas*. Uno de los *bandhas* de yoga que puedes realizar antes de levantar un peso excesivo, y mantenerlo durante todo el tiempo que lo sostengas, es *mula bandha*, cuyo significado es «enraizarse». Consiste en contraer simultáneamente el ano, los genitales y el ombligo, de modo que obligamos a que la respiración de la parte baja del abdomen fluya hacia arriba. Se practica en posturas de yoga como *Tadasana*, *Sirsasana* o *Paschimottanasana*. Con este sencillo truco, protegerás tu pelvis y los órganos que alberga.

Pero recuerda algo fundamental, nunca aguantes la respiración mientras realices el cierre contractivo mula bandha.

Lo que debes hacer cuando vayas a toser o estornudar. La tos crónica y los estornudos frecuentes, por ejemplo, si estás resfriada o tienes alergia, impactan también en el suelo pélvico, aumentado la presión sobre éste y perjudicando al conjunto de órganos alojados en la cavidad pélvica. Por esta razón, debes acostumbrarte a practicar *mula banda* justo antes, si eres consciente de que vas a toser o a estornudar. La manera de practicar *mula banda* se encuentra en el apartado anterior.

Elige bien las actividades deportivas que practicas habitualmente. Mi recomendación es que evites los ejercicios de impacto, como correr, el *crossfit*, montar en bicicleta por pendientes con piedras, o practicar *spinning* con una postura encorvada y haciendo demasiada fuerza con los brazos, a la vez que fuerzas y tensas el abdomen… Tampoco recomiendo los ejercicios de tonificación realizados con pesas demasiado grandes para ti. En cuanto a los abdominales habituales en los que se tensa la tripa y que se hacen para desarrollar la famosa «tableta de chocolate» que nos gusta lucir en la playa (por tanto, no me refiero a los abdominales hipopresivos), están totalmente contraindicados durante el climaterio por sus efectos adversos en el suelo pélvico. Ahora bien, si quieres practicar estos deportes, puedes hacer dos cosas:

1. *Practicar a la vez* mula bandha desde antes de iniciar el ejercicio y mantener el cierre contractivo simultáneo de ano, genitales y ombligo mientras lo realices. De este modo, obligas a que la respiración de la parte baja del abdomen fluya hacia arriba, aligerando la presión del suelo pélvico. Es buena idea, pero es difícil que te acuerdes de aplicarlo siempre, ya que requerirá práctica y atención permanente.
2. *Compensar realizando después una buena ronda de abdominales hipopresivos.*

De todos modos, hay muchos otros deportes que te pueden encantar y que puedes practicar respetando el suelo pélvico. Por ejemplo, puedes caminar al aire libre como una diosa, hacer marcha nórdica o montar en bicicleta recordando no curvarte. Y dentro del gimnasio, puedes practicar sentadillas, usar la elíptica, hacer máquinas con poco peso y también nadar.

La manera correcta para orinar. A veces, por ir con prisas, desde el abdomen, hacemos fuerza al orinar para terminar cuanto antes. Pero esa presión no sólo colapsa la vejiga, sino también el suelo pélvico, que resulta presionado hacia abajo. La manera correcta de orinar es sentarse en cuclillas como en los cuartos de baño asiáticos, que tienen un agujero en el suelo. Estamos diseñadas biológicamente para ello, como con el acto de defecar. Si te sientas en el inodoro, como hacemos las occidentales, sitúa las rodillas por encima de la pelvis. Es un gesto sencillo. Imagínate que estás sentada en el suelo y que tienes las rodillas flexionadas delante de ti. ¿A que están más altas que tu pelvis, que está sobre el suelo? Esto mismo sucede en la posición de cuclillas si te dispusieras a orinar en una letrina sanitaria situada en el suelo.

Para colocar las rodillas más altas que la pelvis cuando estés sentada en el inodoro, puedes ayudarte de un banquito o colocar los pies sobre un taburete fisiológico, diseñado especialmente para el retrete, que puedes encontrar fácilmente en Amazon. Una vez sentada, debes estar derecha. No te encorves. Evita hacer fuerza para que salga la orina; simplemente, relájate. Al destensar y aflojar, la orina saldrá sola. Más despacio, eso sí, pero te puedes permitir destinar ese tiempo al acto de orinar, pues seguirá siendo un momento bastante breve, aunque tengas la vejiga llena.

Mantén una postura erguida, no lo olvides. Ya hemos visto en el primer punto, una práctica sencilla para no encoger la postura. Se trata, simplemente, de imaginarte que hay un hilo tirando de tu cabeza hacia arriba, cosa, por cierto, bastante difícil de hacer si estás con el móvil en la mano. Seguro que te imaginas la cantidad de teléfonos móviles que han acabado dentro del inodoro. Recuerda que tampoco debes contener la respiración. Un buen truco para ello es imaginar que estás soplando lentamente por una pajita, muy lentamente, a la vez que estás relajada, permitiendo que la orina salga sola. Se trata de realizar una inspiración profunda y espirar muy despacio, imaginando que sostienes una pajita de beber refrescos en el centro de tu boca y que estás expulsando el aire a través de ella. Cuando acabes de soplar, si no has terminado de orinar, inspira de nuevo y repite el soplido. A continuación, resumo todos los pasos de manera más sencilla. No empieces a orinar hasta que llegues al paso 7.

Aunque al leerlo te parezca complejo, con la repetición todos los pasos serán automáticos, ya que orinarás aproximadamente cada 3 o 4 horas (al menos eso sería lo deseable, bebiendo litro y medio de líquido al día):

1. Lo primero, no pospongas la micción, porque hacerlo repetidamente puede alterar la sensibilidad de la vejiga. Cuando tengas ganas de orinar, tómalo como un aviso de tu cuerpo para detener la actividad que estés realizando. Simplemente detén lo que estés haciendo y ve al baño.
2. Cuando llegues al aseo, primero, lávate las manos y sécatelas bien.
3. Deja el móvil en tu bolso o donde quieras, pero que esté lejos de ti.
4. Ponte en cuclillas si dispones de una letrina sanitaria adecuada para ello, o siéntate bien derecha en la parte del inodoro que está más atrás, sobre el aro que lo protege. Si está sucio, límpialo o ponle papel encima.
5. Sitúa las rodillas de manera que estén más arriba que la pelvis.

6. Toma una inspiración profunda y espira lentamente a través de la pajita imaginaria.

7. En ese momento, aprovecha para relajar tu esfínter uretral externo, el cual es una musculatura voluntaria, y, a la vez, deja que la orina salga de manera natural, automática y delicada, sin ejercer presión. Re-la-ja.

8. Sigue respirando así, inhalando lento y profundo, y espirando por la pajita imaginaria, mientras siga saliendo la orina, sin hacer fuerza de ninguna manera.

9. Cerciórate de que tu postura siga erguida o ligeramente inclinada hacia delante, pero bien recta. La orina debe ser continua y no intermitente. Al principio de este manual, afirmaba que la práctica denominada pipí-stop, que estuvo de moda hace unos años para tonificar la musculatura implicada, y que consistía en ir deteniendo la orina a medida que se orinaba, no es nada recomendable, ya que puede dar lugar a una infección de orina, dado que al cerrar la uretra voluntariamente para detener la orina, se puede reabsorber alguna gota que haya entrado en contacto con bacterias externas.

10. Disfruta del momento. Este mini descanso en medio del día constituye en sí mismo un momento meditativo muy placentero, que conseguirá que dejes la mente en blanco y recargará tus pilas. Compara orinar así con la manera habitual en que solemos hacerlo: vamos corriendo al baño y hacemos fuerza con el abdomen al máximo, mientras consultamos nuestras redes sociales en el móvil, para acabar cuanto antes e irnos corriendo de nuevo.

11. Algunas personas sienten la necesidad de hacer fuerza al final de la micción, cuando ya están terminando, pues tienen la sensación de que ha de salir más orina. Hay que tener cuidado, porque esto puede indicar un mal estado del suelo pélvico y un posible, o quizá incipiente, prolapso de la vejiga. Trata de evitarlo y, si te sucede a menudo acude a una fisioterapeuta especializada en suelo pélvico para que realice una evaluación de tu estado.

12. Si sueles tener pérdidas de orina justo después de orinar, inclina el tronco hacia delante para mejorar la alineación de la vejiga y la uretra, así podrás facilitar la expulsión de las últimas gotas, evitando su pérdida al levantarte.

13. Cuando hayas acabado, límpiate de delante hacia atrás, si tienes que usar papel higiénico. Después, tira de la cisterna. Si puedes, usa el bidé, si dispones de él. Lávate con un jabón íntimo que no contenga productos químicos y que respete el ph natural de tu vagina. Si has usado el bidé, sécate bien con una toalla limpia destinada sólo a este uso.

14. Lávate de nuevo las manos y sécate bien. Ya has orinado de la manera más correcta. ¡Enhorabuena!

El mejor sistema para recoger el sangrado durante la menstruación. El único sistema que no tiene nada que nos pueda afectar negativamente son las bragas menstruales. Son muy cómodas, se adaptan a tu cantidad de sangre y, además, son fisiológicas, bastante económicas y reutilizables. Asimismo, las puedes usar solas o con una compresa o un tampón.

- La copa menstrual, aun siendo cómoda y económica, no es recomendable porque puede producir prolapso de útero.
- La esponjas menstruales y los tampones son cómodos, pero resecan la mucosa.
- Las compresas, aparte de ser incómodas, pueden causar hongos o infecciones debido a la humedad que se acumula permanentemente.

La manera correcta de defecar. El estreñimiento crónico, así como los malos hábitos relacionados con el acto de evacuar, como retrasar el momento porque estás ocupada o porque sólo vas al baño en tu casa, sentarte encorvada sobre la taza del inodoro en una mala postura, hacer fuerza conteniendo la respiración porque estás estreñida o para acabar cuanto antes… Todo esto no es fisiológico. Lo fisiológico, en palabras de Mireia Grossmann, es «escuchar y permitir». ¿Qué significa esto? El impulso de evacuar sucede porque el recto se ha llenado de heces y, para facilitar su expulsión, se relaja. En este momento hemos de ir al baño y evacuar, y hacerlo del mismo modo que hemos aprendido a orinar, relajando el esfínter anal y permitiendo la salida natural de las deposiciones.

Normalmente, cuando vamos al baño, aparte de llevarnos el móvil o la tableta, hacemos fuerza, aguantando la respiración y presionando el abdomen, que se tensa. Es muy importante evitar el estreñimiento. Una buena alimentación y el ejercicio físico te ayudarán, además de defecar siempre de la manera correcta evitando esa presión. Como sabes, perjudica al suelo pélvico, que resulta presionado hacia abajo, e incluso puede provocar un prolapso de las asas intestinales o del recto.

Para mejorar el peristaltismo intestinal, que es lo que va empujando el bolo hacia fuera de nuestro sistema digestivo, evita las comidas copiosas y sigue las indicaciones sobre la alimentación. Minimiza los carbohidratos y también todos los alimentos procesados, así como las combinaciones excesivas entre grupos de alimentos diferentes, donde al final se mezcla de todo, ya que al final generan digestiones pesadas nada saludables.

Puede resultar de ayuda tomar aloe vera en ayunas y beber también el agua mucilaginosa que generan las semillas de lino, cuando se ponen en remojo por la noche (no tomes las semillas, bebe sólo el agua).

Existe un remedio ayurvédico que se denomina *triphala*, que normaliza la función intestinal sin crear hábito, como los laxantes.

También puedes darte un masaje circular en el abdomen, en el sentido de las agujas del reloj, para favorecer el tránsito de las heces, utilizando algún tipo de aceite, como el de almendras, el de argán, el de rosa mosqueta o el de coco, para, a la vez, disfrutar de nutrir la piel del abdomen.

Algunos medicamentos también fomentan el estreñimiento, incluso aunque sean naturales, como los suplementos de hierro, pero también las estatinas para reducir los niveles de colesterol, los fármacos contra la hipertensión y algunos antidepresivos. No obstante, lo habitual es que el estreñimiento se deba a malos hábitos, como la alimentación, la falta de hidratación, la falta de ejercicio, una mala gestión emocional y una manera incorrecta de realizar el acto en sí de la evacuación.

El modo correcto de defecar es sentarse en cuclillas, como en los cuartos de baño asiáticos que tienen un agujero en el suelo. Estamos diseñadas biológicamente para hacerlo así, porque, de este modo, las rodillas quedan por encima de la pelvis y el recto en lugar de curvarse, facilitándolo que facilita la expulsión de las heces. De manera que si te sientas en el inodoro, como hacemos las occidentales normalmente, coloca las rodillas por encima de la pelvis, como en la posición de cuclillas.

Como se ha comentado en el apartado anterior, dedicado a la forma correcta de orinar, puedes ayudarte de un banquito o colocar los pies sobre un taburete fisiológico, diseñado especialmente para el retrete, que puedes encontrar fácilmente en Amazon. Una vez sentada y sin tener acceso ni al móvil ni a la tableta, vigila que estés bien derecha. No te encorves hacia delante, cosa que harías si tuvieras el móvil en la mano.

Ahora, evita hacer fuerza para defecar; simplemente, relájate. Al destensar y aflojar, las heces deberían salir solas. Por desgracia, esto lo consigue poca gente, de manera que, al principio, puedes hacer un poco de fuerza.

Mantén una postura erguida. Imagínate que un hilo tira de tu cabeza hacia arriba, cosa, por cierto, bastante difícil si estás con el móvil en la mano. Seguro que de nuevo te imaginas la cantidad de teléfonos móviles que han acabado dentro del inodoro.

Recuerda mantener una respiración fluida, utilizando la pajita imaginaria para espirar, como ya se ha comentado en el apartado anterior.

A continuación, resumo los pasos para defecar de la manera correcta, no empieces a evacuar hasta que llegues al paso 7. Aunque la primera vez que lo leas parezca complejo, con la repetición, realizarás todos los pasos de manera automática, ya que defecarás, cada día, más o menos 1 o 2 veces. Al menos eso sería lo deseable, evacuar después de cada comida o también en ayunas después de beber un vaso de agua tibia o, mejor aún, caliente:

1. Ve al baño en cuanto tengas ganas. Nunca retrases este impulso, porque entonces el recto se deformará y acostumbrarás al organismo a inhibir la señal fisiológica que te pide ir a defecar, dado que la ignoras continuamente. Ésta es una de las causas del estreñimiento.
2. Cuando llegues al aseo, en primer lugar, lávate las manos y sécatelas bien.
3. Deja el móvil y la tableta en tu bolso o donde desees siempre y cuando estén lejos de ti.
4. Ponte en cuclillas, si dispones de una letrina sanitaria adecuada para ello, o siéntate bien derecha en la parte del inodoro que está más atrás, sobre el aro que lo protege. Si está sucio, límpialo o coloca un poco de papel.
5. Sitúa las rodillas de manera que estén más altas que la pelvis.
6. Realiza una inspiración profunda y espira lentamente a través de la pajita imaginaria. Recuerda, nunca aguantes la respiración.
7. En ese momento, aprovecha para relajar tu esfínter anal externo, el cual es una musculatura voluntaria. A la vez, permite que las heces salgan por la ley de la gravedad, vaciando el recto de manera fluida, automática y con delicadeza, sin ejercer ningún tipo de presión.
8. Si no salen, puedes hacer un poco de fuerza, pero sólo al principio. Si ya han transcurrido 5 minutos y no puedes defecar, levántate del inodoro, abandona la operación y espera a que sientas más ganas de nuevo.
9. Sigue respirando así, inhalando de manera lenta y profunda, y espirando por la pajita imaginaria, mientras sigas defecando, sin hacer ningún tipo de fuerza.
10. Comprueba que sigas erguida; recuerda el hilito tirando de tu cabeza.
11. Disfruta del momento. Te aseguro que esta miniparada durante el día constituye en sí misma un momento de descarga muy placentero, que conseguirá que dejes la mente en blanco y recargará tus pilas.

Compara evacuar de este modo con la manera habitual en que solemos hacerlo, corriendo al baño y haciendo mucha fuerza con el abdomen, mientras consultamos, encorvados, nuestras redes sociales en el móvil, para acabar cuanto antes y podernos marchar.

12. Algunas personas, al final de la evacuación, no tienen la sensación de que ésta se haya completado. Para ello, puedes ayudarte con las manos, presionando un poco la zona del recto, cerca del ano, por fuera de cuerpo, siempre sin presionar el abdomen. Así saldrán las heces que se encuentren «atrapadas». Esto se conoce como «defecación obstructiva», y si bien tras una intervención quirúrgica de tipo abdominal puede ser normal durante un tiempo, también puede deberse a un prolapso rectal, lo que se conoce como rectocele. A veces también puedes ayudarte con las manos si te sucede esto en el punto 8 antes de esperar los 5 minutos.

13. Cuando hayas acabado, límpiate de delante hacia atrás si tienes que usar el papel higiénico. Después, tira de la cisterna. Si es posible, usa el bidé si tienes la suerte de disponer de él o métete en cuclillas en la bañera. Lávate con un jabón íntimo, con un ph adecuado y que idealmente no contenga ningún químico. Si has usado el bidé, sécate bien con una toalla limpia destinada sólo a este uso.

14. Lávate de nuevo las manos y sécate bien. Ya has terminado de defecar de la manera más correcta. ¡Enhorabuena!

El mejor sistema para recoger las pérdidas de orina. Lo ideal es, en la medida de lo posible, evitar el consumo de medicamentos y alimentos diuréticos como el café, el té y el alcohol, y especialmente la cerveza. Aunque debes tener claro que, como mínimo debes beber un litro y medio de agua para que tu organismo funcione de una manera óptima.

En los casos en los que la incontinencia sea más de tipo psicológico, como la incontinencia de urgencia (no la de esfuerzo), puedes respirar profundamente mientras seas consciente de ella, por ejemplo, mientras subes en el ascensor o metes las llaves en la cerradura de casa, a la vez que tratas de pensar en otra cosa. En este caso, sí sería útil tener el móvil a mano y mirar las notificaciones para distraerte.

En el libro de Esther García Martín y Belén López Mazarías, *Tu suelo pélvico en forma*, las autoras recomiendan también aplicar la «técnica de inhibición de la urgencia». Consiste en realizar al menos 5 o 6 contracciones rápidas del suelo pélvico con el fin de moderar la contracción inesperada de la vejiga. Ambas autoras recomiendan el uso de esponjas marinas menstruales para las pérdidas de orina. Comentan en su libro que las puedes recortar para adaptarlas al tamaño de tu vagina y que, además, son cien por cien biodegradables e hipoalergénicas.

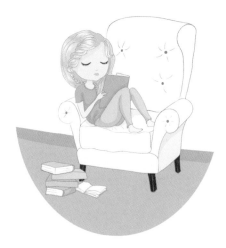

La importancia de mantener un peso adecuado. La obesidad o un exceso conside-rable de peso corporal, asociado a la debilidad muscular, son dos factores habituales en la menopausia (si sigues las recomendaciones de este manual no tienes por qué padecerlos) que contribuyen a causar problemas en el sostén de las vísceras pélvicas.

Por este motivo, recomiendo encarecidamente que mantengas un peso adecuado, cuyo índice de masa corporal sea menor a 30 durante todo el climaterio, pues la ganancia de peso corporal aumenta la probabilidad de prolapso y de incontinencia. Como dice una amiga mía, a la menopausia hay que llegar delgada. Y son muchas las razones para ello.

El índice de masa corporal, o IMC, se calcula dividiendo el peso en kilos, por la altura en metros al cuadrado.

$$IMC = Peso\ (kg)\ /\ Altura\ (m)^2$$

Por ejemplo, para calcular mi IMC necesito saber lo que peso (49 kilos) y lo que mido (1,60 metros).

Con estos datos, mi IMC actual es = 49 / (1,60 x 1,60) = 49 / 2,56 = 19,14.

Si el IMC es inferior a 18,5, se considera que la persona pesa menos de lo adecua-do. Si el IMC se encuentra entre 18,5 y 24,9, se considera que la persona pesa lo normal. Si el IMC se encuentra entre 25 y 29,9, indica sobrepeso. Si el IMC se en-cuentra entre 30 y 34,9, indica obesidad, y si pasa de 35, obesidad extrema.

El IMC es una herramienta orientativa, muy sencilla de calcular, que nos puede resultar útil para estimar nuestro estado de salud en cuanto al peso de equilibrio; sin embargo, no distingue entre grasa y músculo, así como tampoco indica en qué lugar se almacena nuestra grasa corporal (y es especialmente importante conocer nuestra cantidad de grasa visceral).

El valor de los preliminares sexuales. La falta de colágeno y elastina, el adelgazamiento de las paredes de la vagina como consecuencia de la disminución de los estrógenos, así como la falta de lubricación y la disminución del flujo sanguíneo en dicha zona pueden dar lugar a dolor en las relaciones sexuales.

Este dolor, que se conoce como *dispareunia*, unido al descenso de la libido propio de esta etapa, si coincide con una baja autovaloración de la condición física y la composición corporal, hace que la mujer pueda llegar a temer al momento de la relación sexual. La solución pasa por aplicarte geles hidratantes vaginales no hormonales cada noche, para que hidraten y doten de elasticidad a tu mucosa vaginal. Cuando llegue el momento de mantener la relación sexual con tu pareja, utiliza lubricantes de base acuosa y alarga con generosidad recíproca los preliminares al máximo para que la propia excitación sexual natural termine de poner todo en orden.

Caminar como la diosa que eres. Uno de los objetivos que me he marcado yo misma y que te propongo también a ti para hacer de la menopausia la mejor etapa de tu vida es convertirte en una diosa. Mejor dicho, sacar de una vez la diosa que llevas dentro de ti, transformándote en esa mujer que vuela con las alas al viento. La mujer que vuela con las alas al viento, obviamente, no camina de cualquier manera. No en vano es una diosa al estilo Morenini y ha de comportarse como tal.

Cuando consigues mantener una postura erguida, a la vez que desbloqueas el diafragma y respiras correctamente, favoreces la salud de tu suelo pélvico.

A continuación menciono algunas recomendaciones:

1. Para ***poder respirar correctamente, obviamente no se camina escondiendo la barriga,*** lo que precisamente aumentaría la presión sobre el suelo pélvico. Si aprendes a caminar como una diosa, tu abdomen se recogerá automáticamente.
2. Si queremos *respirar correctamente y **que el diafragma no se encuentre bloqueado,*** es imperativa una buena gestión emocional, pues ya has visto que es uno de nuestros centros emocionales más importantes, que se contrae con el estrés.

> Una diosa no se derrumba. Sabe que merece todo y más. Interpreta los contratiempos como bendiciones y regalos, da las gracias constantemente a la vida, incluso por lo más sencillo que ésta le ofrezca, siempre busca ser amable y dejar a las personas con las que se cruza mejor que como se las encontró.

Recuerda que la postura de una diosa no es la de alguien cualquiera, pues las personas en general no sólo caminan encorvadas por razones físicas, sino también emocionales. Y si tu postura se derrumba, tu suelo pélvico se derrumbará con ella.

Lleva siempre la mirada al frente, no camines cabizbaja como si estuvieras triste o doblada hacia adelante como si no pudieras soportar esa enorme carga que llevas a cuestas.

> Si no te sientes aún capaz de soltar esa tristeza y liberarte de esa carga, vuelve a releer los primeros temas de la segunda parte de este manual. Y, sobre todo, recuerda realizar los ejercicios si de verdad quieres que se produzcan cambios en ti.

3. Para que nuestra *pelvis sea un apoyo estable* para los órganos y las vísceras a los que da soporte, hemos de reeducar el glúteo medio, que es el músculo que se encuentra en la parte superior y exterior de la nalga. Pregunta a tu fisioterapeuta especializada en suelo pélvico cómo hacerlo.
4. La postura de la diosa es una *postura activa*; sin embargo, *no es tensa*. Se trata de *vivir con una actitud hipopresiva,* es decir, aplicando cada día todos los puntos anteriores que hemos estudiado en este tema, hasta que estén perfectamente integrados en tu día a día. No es algo que requiera esfuerzo, pero sí una atención constante.
5. Puedes *practicar lo que hemos ido estudiando en este tema* de principio a fin: al sentarte, al hacer crecer tu cuerpo, al levantar pesos, cuando tosas o estornudes, al practicar deporte, al orinar, al defecar, en tus relaciones sexuales…
6. La clave es *reeducar a tu cuerpo, no estresarlo*. Ve poco a poco incorporando lo anterior mientras la envoltura dentro de la que está la diosa que hay en ti se va

abriendo poco a poco a medida que avanza el climaterio. No hay prisa por llegar a ningún lado, tan sólo dales tiempo a tu mente y a tu cuerpo para que amplíen su comprensión sobre él, y vayan ajustándose a medida que tu alma se va desenvolviendo y te van asomando las alas.

> Aunque creas que tu suelo pélvico está perfecto, no está de más acudir a una fisioterapeuta que te evalúe, porque en la prevención está la clave. Y, desde luego, si sospechas que tu suelo pélvico puede estar dañado por alguna de las causas anteriormente mencionadas, es imprescindible que en fisioterapia te enseñen cómo rehabilitarlo, reeducar las costumbres que lo dañan y reordenar tu postura corporal.

Cómo aliviar un prolapso o descolgamiento de un órgano pélvico. Me gustaría compartir contigo una sencilla postura que se realiza tumbada boca arriba y que está indicada para descongestionar la pelvis de las presiones excesivas que ejercemos sobre el suelo pélvico y así dar un respiro a un prolapso. La aprendí gracias al maravilloso libro de Mireia Grossmann, y la resumo de este modo:

1. Túmbate boca arriba. Puede ser en la cama, poniéndote un cojín bien alto bajo la pelvis, de manera que ésta esté bastante más elevada que tu cabeza.
2. Mete la barbilla hacia dentro, pues suele tener tendencia a despegarse hacia atrás.
3. Si puedes estirar los brazos hacia atrás, reposándolos en el suelo a ambos lados de tus orejas, incrementarás los beneficios de la postura.
4. Recuerda respirar de manera natural y relajada.

EJERCICIO N.º 18

Toma tu cuaderno personal y anota la fecha de hoy. A continuación, responde a la siguiente pregunta:

- ¿Cuál o cuáles de las anteriores recomendaciones cotidianas estás dispuesta a incorporar en tu rutina diaria?
- Escribe cuáles y cuándo lo vas a hacer. Por ejemplo, sentarme correctamente cada día en la silla de la oficina, o caminar como la diosa que soy desde que salgo por la puerta de casa hasta que vuelva. Y así cada día, etc.

Termino este tema, recomendándote que incorpores estas ayudas diarias, que tanto pueden aportar a la mejoría de tu suelo pélvico; además de animarte a profundizar en las actividades físicas más recomendables para la menopausia, que estudiaremos a continuación, teniendo presente que los ejercicios de Kegel y los abdominales hipopresivos son las herramientas que más te ayudarán a cuidar tu suelo pélvico.

TEMA 14
PREPARAR DE MANERA ÓPTIMA LA SIGUIENTE ETAPA

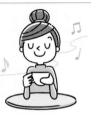

Y recalco que aún queda mucho para que envejezcas recordándotelo aposta porque sé que muchas mujeres, preciosas, válidas y admirables, se olvidan de que lo son y sólo ponen el foco en lo que ya no pueden hacer.

Cuando mi madre tenía 79 años, tras llevar años sin hacer ningún tipo de ejercicio, ni siquiera caminar porque iba en autobús con su abono de transportes a todas partes, ya que tenía dolores en las rodillas, de pronto, le ocurrió algo. Comenzó con un dolor difuso desde la cadera hasta el pie de la pierna izquierda, algo como si se tratara de una corriente eléctrica que se convirtió en insoportable e incapacitante. Se hizo todo tipo de pruebas médicas y no le encontraron nada. La mandaron directamente a la unidad del dolor, donde la medicaban para que mejorara su calidad de vida y, aunque el dolor se difuminaba un poco, se sentía todo el día medio atolondrada por los calmantes tan fuertes que le administraban.

Mi hermano la animó a que acudiera a un osteópata y yo a que viniera a un curso de *mindfulness* conmigo. El curso de iniciación lo impartía la escuela de *mindfulness* Habitar el Tiempo, en Madrid, dirigida por Rafael G. de Silva, y yo lo había realizado meses atrás. Como la calidad de la enseñanza que ofrece Rafa es inmejorable, convencí a mi madre e hice de nuevo el curso, esta vez con ella. Para las prácticas de *mindfulness*, normalmente nos sentamos en un zafú o incluso nos tumbamos en el suelo. El curso duraba entonces 8 semanas, a razón de 2 días semanales.

El primer día, mi madre no podía ni sentase en el suelo ni levantarse sola. Se sintió ridícula y se preguntó que hacía ella allí, dado que todos los alumnos teníamos entre 30 y 50 años. Y aunque el curso le encantaba, me dijo que creía que se iba a dar de baja porque pensaba que eso era para jóvenes, no para ella. Yo le hice el siguiente planteamiento: «Mamá, ¿no te das cuenta de que eres un ejemplo para todos? ¿No te das cuenta de que la gente que te vea, con tus dificultades físicas y necesitando apoyo, sentirá una enorme admiración por una persona que no deja de cultivarse a sus 79 años, aunque le cueste?». No sólo debes venir al curso por ti, para aprender a gestionar el dolor físico que sientes en la pierna, sino también porque tienes que darnos ejemplo a los más jóvenes para que cuando tengamos tu edad nos acordemos de la señora que fue al curso todos los días, y lo hizo, con su sonrisa y sus ganas de crecer como ser humano.

Bueno, pues parece que la convencí. A mitad del curso más o menos, ya se sentaba y se levantaba del suelo sola. Le encantó el curso, lo pasó genial. Y con lo que aprendió desde el *minfulness* para gestionar el dolor y los cuidados del osteópata, nunca más volvió a sentir ese dolor eléctrico en la pierna, amén de que se volvió mucho más ágil. Y, por supuesto, aumentó su autoestima, claro está. Pero a sus casi 83 sucedió otra cosa: la muerte de mi padre por covid19. Como mis hermanos viven en Luxemburgo y en Sídney, decidió que ella sola tramitaría todo el papeleo de la herencia, que no fue nada sencillo, porque había diferentes particiones, pisos, varios bancos, acciones, etc. No sé si alguna vez te has visto en la tesitura de resolver una herencia, pero es complejo, incluso cuando todos los herederos estábamos de acuerdo.

En ese momento ya no usaba autobuses ni taxis para evitar contagiarse. Así que todas las tareas las realizó andando. En el reparto de la herencia, tres de los bancos implicados se equivocaron en la cantidad de dinero que nos transfirieron a los herederos. Ella lo detectó todo e hizo las gestiones oportunas con cada testamentaría para solucionarlo.

Gestionó la herencia en seis meses ella sola y en tiempos de covid19, cuando debido a la tristemente enorme cantidad de fallecidos, las notarías estaban hasta arriba de trabajo. Al final se hizo amiga íntima de su abogada, una chica de unos 55 años, y se iban a comer juntas.

Unos meses después, una vez finalizado 2020, cuando me dieron el alta en el hospital, mi madre y mi sobrina vinieron a ayudarme a preparar mi maletita para volver a casa. La médico que me dio el alta entró en la habitación y, de una manera muy desagradable, le dijo: «Aquí no puede haber más de una persona acompañando a la enferma». Mi madre respondió: «Disculpe, tiene usted razón, es sólo un momento, dado que le acaban de dar el alta y he venido a ayudarla a recoger y a llevarnos todas las cositas de la habitación». A lo que la médico alegó de manera impertinente: «¿Usted a ayudar? ¡Si usted está para que la ayuden, señora!». Mi madre, que se sabía joven y válida, con sus 84 años que cumpliría el 13 de diciembre de 2020, es decir, una semana después de este suceso, dijo con una amplia sonrisa y sin sentirse ni aludida ni mucho menos ofendida: «¡Uy! Usted no sabe todo lo que yo aporto y ayudo. Soy una persona súper válida». Y la médico no tuvo más remedio que pedirle disculpas.

No nos detengamos en pensar en la médico, pues eso no es lo importante en la historia. Aunque el físico de mi madre es como el de una mujer de, como mucho 70 años, cuando la doctora dijo aquello, sus razones tendría. Lo bonito de esta historia es que mi madre, con casi 83 años y con una altura de poco más de metro y medio, que podría sentirse muy bien una abuelita que no vale para nada, tiene la actitud de sacar fuerzas de flaqueza y superarse a sí misma para seguir resolviendo ella sola los asuntos de la vida de manera autónoma. Y, como los resuelve, aunque como todo el mundo en algún momento le cueste más o pida ayuda, sabe que es joven, aunque tenga 83 años.

¿Que si tiene achaques? ¡Pues claro, como la mayoría de las personas de su edad! Ahora bien, no son un impedimento para vivir con la mayor plenitud esta etapa de su vida. El envejecimiento óptimo es aquel en el que disfrutamos de una elevada funcionalidad física, mental y social, así como una implicación activa con la vida.

Debemos olvidarnos de que el fin del climaterio sea el inicio de la vejez, porque no lo es. Hemos de aprender a pasar de una a otra etapa de la vida ponderando todo lo que lleva de positivo tanto el tránsito como el cambio que experimentamos al final. Para ello, es muy importante mantener activas las relaciones sociales, a la vez que se conserva cierta independencia, en la medida de lo posible, siendo la protagonista de tu vida y manteniendo una actitud positiva ante los cambios, buscando la manera (¿por qué no pedir ayuda si se necesita?) de adaptarse a ellos en armonía.

Envejecer físicamente es un proceso natural y no es malo, por más que se nos venda que sólo somos válidos en la juventud. Lo ideal sería tener el cuerpo de una chica de 16-20 años y la sabiduría de una mujer que ronde los 100. Pero no nos olvidemos que la belleza no es una cara o un cuerpo bonito, o pesar 5 kilos menos.

> La belleza es la alegría, la paz y la serenidad que emanas cuando te aceptas, te valoras y aprecias la vida y a los demás.

Aparte de la actitud positiva, que la debemos cultivar leyendo o relacionándonos con personas que la tengan (en este caso vivir con personas más jóvenes, que es de gran valía), es una cuestión de foco. Se trata de enfocarse en todos aquellos aspectos de la vida que son motivo de agradecimiento. Esas pequeñas cosas del día a día, los detalles, los gestos de cariño, disfrutar de una comida que te encanta o pasear abrigada un día soleado de invierno. Dale importancia a lo que la tiene y olvídate de cambiar el mundo. Tu tarea es seguir asumiendo los retos diarios de la vida con alegría y sentirte orgullosa de ti misma por cada logro.

TEMA 15
ÚLTIMAS RECOMENDACIONES

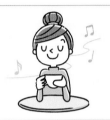

Autoras, libros, una canción y materiales recomendados

Me gustaría hablar sobre algunos autores y recomendar algunos libros relacionados con lo que hemos aprendido en este manual. No sólo se trata de libros relacionados directamente con la menopausia, sino que también es un material que te acompañará muy bien durante el climaterio y te aportará una visión distinta sobre el misterio de la vida y de la muerte. Libros que, a mi parecer, son especialmente enriquecedores en este ciclo vital.

Autoras y libros recomendados sobre la menopausia

Christiane Northrup es una autora estadounidense que ha escrito mucho sobre la mujer, incluida la menopausia, tras haberla vivido. Sus escritos son amorosos y empoderantes. Habla de la intuición, del envejecimiento, de la sexualidad, de la relación madre-hija, etc. Sin embargo, Christiane nació justo al inicio de la generación de las *baby boomers*, que va de 1949 a 1968, y sus escritos sobre la menopausia están dirigidos a mujeres estadounidenses de dicha generación. Y las mujeres climatéricas, para quienes he escrito especialmente este manual, son españolas o latinas que han nacido en la generación inmediatamente posterior, la llamada Generación X. Ellas son las hijas de las *baby boomers*, nacidas entre 1969 y 1980, es decir, que tienen principalmente entre 42 y 53 años, y su situación familiar y profesional es diferente de la de su generación anterior, las *baby boomers*.

Este manual también está destinado, por supuesto, a las mujeres de la generación de las *baby boomers* que fueron unas adelantadas a su tiempo y que, hoy, incluso con más de 70 años, disfrutaron de independencia económica debido a su profesión, además de haber estado casadas y de tener hijos.

Sylvia Schneider es una periodista alemana especializada en temas médicos y muy comprometida con la medicina natural. Es autora de un libro titulado *Menopausia, la otra fertilidad*, que está enfocado desde la medicina preventiva y natural. Es un pequeño manual que describe el proceso, los posibles síntomas, desmitifica los dichos sobre la menopausia y enfoca el climaterio sin dramas, normalizándolo, como un proceso más de la vida.

Sin embargo, debido a que su publicación tuvo lugar en 1987, ocurre algo similar que en el caso anterior. Sylvia nació también al inicio de la generación de las *baby boomers*, que va de 1949 a 1968, y sus escritos sobre la menopausia están dirigidos a mujeres europeas, pero de dicha generación. A continuación transcribo una preciosa frase del prólogo del libro de Sylvia:

> La felicidad tenemos que conseguirla nosotras mismas, cada día y en cada edad de la vida. Y siempre va acompañada de procesos y descubrimientos dolorosos. Porque ni la piel más suave puede darnos la alegría de vivir si el alma está llena de arrugas.

Ambas autoras proporcionan una información interesante. Sin embargo, en cierta forma desactualizada, porque, aunque el climaterio sea el climaterio y la biología femenina sea la misma, la manera de vivir el climaterio de una mujer de la generación de las *baby boomers*, que normalmente se quedaba a cargo de la casa y los hijos y no tenía una profesión que ejercer, era otra. Esta forma de vivir el climaterio, en general, no es la misma que la de una mujer de la Generación X, que sí se ha desarrollado profesionalmente y ha compatibilizado su trabajo con una vida familiar. Esto no es algo rígido, pues entre las *baby boomers* hubo mujeres adelantadas a su época, como ya he comentado, que ya vivían como las de la Generación X.

Asimismo, hay muchas mujeres de la Generación X que han vivido como las *baby boomers* por diversas circunstancias. Dependiendo de tu caso, y no tanto tu edad, sus escritos te aportarán más o menos.

Mireia Grossmann es osteópata y fisioterapeuta especializada en suelo pélvico, autora del libro *El suelo pélvico al descubierto*, publicado en 2020 por RBA. Desarrolló su propio estilo terapéutico, y armonizó su conocimiento sobre el funcionamiento del cuerpo físico, gracias a sus estudios en fisioterapia, con lo que aprendió sobre la armonía del cuerpo, gracias a la osteopatía, y lo que integró sobre la sutileza del mundo energético y del trabajo consciente, gracias al shiatsu. Comenzó a fusionar ambos mundos hasta que conoció y entendió la importancia del suelo pélvico, y desde entonces se dedica a su divulgación a través de sus cursos, escritos y conferencias, enfocada en la prevención y el tratamiento de sus desequilibrios.

En 2009 fundó en Barcelona el espacio de salud Espai Alè, del cual es directora, consecuencia lógica de su proceso laboral, personal y vital. Allí, junto con su equipo, trata el suelo pélvico de forma específica y en toda su globalidad: practicando ejercicios de suelo pélvico (Kegels), enseñando gimnasia abdominal hipopresiva, reeducación postural, refuerzo de la faja abdominal, terapia manual, trabajando las cicatrices, electroterapia, *biofeedback*, Indiba, adaptación de hábitos…, utilizando y adaptando los recursos necesarios para cada persona, en un ambiente íntimo y personal para la reeducación del cuerpo en el barrio de Gràcia de la ciudad de Barcelona (España). Para más información: www.espaiale.cat

También recomiendo el libro de **Esther García Martín y Belén López Mazarías** *Tu suelo pélvico en forma* (Arcopress, 2019). No te dejes engañar por el aspecto de este pequeño libro, porque es una guía sobre el suelo pélvico, lo que lo mejora y lo que lo daña, así como de sus consecuencias, bastante completo y con muchos ejercicios ilustrados.

Libros recomendados sobre los adioses y la muerte

Morir para ser yo de Anita Moorjani (Gaia, 2013).
La rueda de la vida de Elisabeth Kubler-Ross (ediciones B, 2006).
El camino de las lágrimas, de Jorge Bucay (Debolsillo, 2006).
Las cinco invitaciones de Frank Ostaseski (Océano, 2017).

Libros recomendados sobre desarrollo personal

Tus zonas erróneas de Wayne W. Dyer (Debolsillo, 2010).
Todo lo que tienes que saber sobre la vida del Dr. Enrique Rojas (Espasa Libros, 2021).
El amor inteligente del Dr. Enrique Rojas (Temas de Hoy, 2012).
Cómo superar la depresión del Dr. Enrique Rojas (Temas de Hoy, 2014).
Dar gracias a la vida del Dr. John F. Demartini (Urano, 2012).

Padre rico, padre pobre de Robert Kiyosaki (Debolsillo, 2016).
Hambre de Amor de Ana Moreno (Obelisco, 2016).
Los cinco mandamientos para tener una vida plena, Bronnie Ware (Debolsillo, 2013).

Una canción muy especial para cuando necesites desplegar las alas del alma

Se trata de la canción «Con las alas del alma», compuesta y cantada en su día por la tanguista argentina Doña Eladia Blázquez, ya fallecida, bellísimamente interpretada por mi querida alumna y colaboradora de este manual, Carmen CR.

El 9 de diciembre de 2021, cuando yo llevaría alrededor de un mes escribiendo este manual, Carmen me envió un correo electrónico con el nombre de «Un regalito del alma, para cuando decidas, si así lo sientes, escucharlo». Cuando escuché su canción, sentí que transmitía el vivo retrato de «esa mujer» que yo tenía en la mente cada día cuando comenzaba a escribir. Sentí que la persona que interpretaba esas letras transmitía la imagen, a través del audio, de la mujer de referencia a nivel vital y espiritual a la que yo quería transportar a las mujeres que estaban pasándolo mal con la menopausia. Me refiero a muchas de las mujeres que, en pleno climaterio, se sienten viejas y derrotadas, como si ya no pudieran comenzar nada, porque no sirven, porque se ven feas y gordas, y, además, creen que no han conseguido nada en la vida…

Sentí que la vida me regalaba un instrumento maravilloso a través de lo que transmitía el audio con la canción de Eladia Blázquez, interpretada por mi querida alumna, porque gracias al permiso que obtuve de ella para retocar el sonido y poderla compartir con todas vosotras, también podríais conectar con un sentir similar.

Gracias a la serenidad, la paz, la alegría de vivir, la confianza, el amor, la generosidad y un sinfín de cosas que destilaba Carmen a través de su canción, mis futuras alumnas podrían ir haciéndose una idea de que es cierto que se puede hacer de la menopausia la mejor etapa de la vida.

Aquí tienes la canción que me envió Carmen, que, a sus 54 años, no parece una mujer que esté sufriendo la menopausia. Pues como destila la canción, lo que se percibe de ella es que es puro amor, alegría y vida.

«Con las alas del alma», de Eladia Blázquez, interpretada por Carmen CR: www.anamoreno.com/AlasdelAlmaCantadaporCarmenCR.mp3

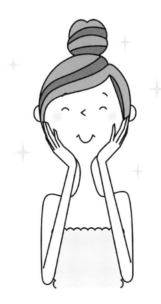

Para poderlo reproducir, copia el enlace en tu navegador.

A mí me encanta escuchar esta canción cada mañana, cuando salgo de la ducha y mientras me acicalo. Me aporta ternura y alegría, y me encanta empezar así el día. Y confieso que también me gusta escucharla antes de dormir para conectar con los momentos mágicos vividos y dar las gracias por el día que termina. Espero que tú también disfrutes y te acompañen e inspiren estas palabras, con las que firmaba Carmen el primer correo electrónico que me escribió el 27 de agosto de 2014, el día que nos conocimos (virtualmente), cuando se inscribió en mi antiguo máster *online* en cocina vegetariana.

Carmen es un ejemplo perfecto de la intención que he puesto en cada página de este manual para que se obre este mismo milagro en ti y consigamos que la menopausia se convierta en la mejor etapa de tu vida. En palabras de Carmen:

A seguir desplegando las alas
no importa el dónde ni el con quién,
es Dios mismo,
que está en nosotros,
el que las mece con ternura y amor.
Que así sea.

Cursos complementarios mencionados en páginas anteriores

Si te ha gustado este manual, ofrezco dos cursos complementarios con la misma metodología: «Manual Mágico de Manifestación de Deseos» (https://anamoreno.com/manual-manifestacion/), y «Transforma tu alimentación en 40 días con el Método Morenini» (https://anamoreno.com/metodo-morenini/).

Además, pueden resultarte de mucha utilidad: «Terapia Nutricional Flexivegetariana *Low Carb*» (https://anamoreno.com/terapia-nutricional/), «Keto sin Carne ni Lácteos» (https://anamoreno.com/keto/), «Recupérate de los Excesos» (https://anamoreno.com/inflamacion) o «Comes con Ansiedad porque No Sabes Esto» (https://anamoreno.com/ansiedad).

El resto de mis cursos y monográficos los puedes consultar desde www.anamoreno.com/cursos. Si tienes alguna pregunta, será un placer atenderte: ana@anamoreno.com.

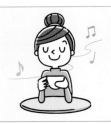

Creas o no en Dios, o no creas en nada, hay algo en lo que seguro que estarás de acuerdo conmigo. *Y es que existe una inteligencia organizadora que hace que las cosas pasen.* Por ejemplo, que un bebé crezca en el útero materno o que tu cuerpo procese los alimentos que comes. Ni el bebé ni tú hacéis nada, pero ocurre que el bebé crece y que tu digieres lo que comes. Esa fuerza del universo está en todo lo que existe, incluida tú.

> Mi objetivo con este manual es inspirarte a reconocerla y ayudarte a aumentar el poder que tienes sobre ella, de manera que se convierta en tu principal impulso cada día. Para que sientas la presencia sagrada de tu yo infinito dentro de ti, como una luz que guía tu vida, desde el servicio y el amor, que brotan de un estado interior de paz y ausencia de juicio.

Concédete la oportunidad de alinearte con la fuente creativa de todo lo que es, porque, de este modo, podrás acceder al poder manifestador de la misma fuente. Es decir, que para manifestar la realidad que deseas, sólo debes poner a funcionar la inteligencia organizadora que reside dentro de ti, lo que yo llamo tu yo infinito. Y dicha inteligencia se activa en el sentir interior de paz y serenidad. No tenemos que cambiar el mundo ni, por supuesto, a los demás. Tan sólo hemos de rechazar cualquier hábito relacionado con el juicio, la crítica o la condena de los otros.

> Mientras veamos la imperfección en los demás, no podremos perfeccionarnos nosotras. Nuestros juicios empañan nuestras intenciones y visualizaciones. Hemos de entender, con humildad, que los demás, como nosotras, hacemos lo que podemos. Y hemos de ser capaces de amar a todos sin juzgarlos.

Y, por eso, cuando envías amor a quien, has estado juzgando y criticando interiormente, recibes una recompensa inmediata. ¿Qué cuál es? Tu propia paz interior y la satisfacción vital, que son claves para hacer de la menopausia la mejor etapa de tu vida. Existe una fuerza oculta que te cuida y que quiere siempre tu mayor bien.

> Cuando permites que la vida transcurra, te vuelcas en lo que tienes delante, porque es lo único que está ocurriendo. Te entregas a la vida. Y encuentras la felicidad. Esto fue lo que vivimos Laly y yo con el trabajo en este manual.

Esto elevará tu estado vibratorio y hará que ocurran sincronías que te conduzcan hacia el destino más favorable para ti, como has visto que ha sucedido con la creación de este manual. Como seres eternos que somos, hemos de tener presente que todos los finales constituyen un nuevo comienzo. Y éste, siempre, nos aporta más y más… Si alguien elige hacer algo diferente a lo que queremos que haga, y si deseamos perfeccionar nuestro propio mundo interior, hemos de enviarles amor o atenernos a la consecuencia de tener una vibración energética baja, que impida que manifestemos lo que queremos en nuestra propia vida. Empezando por la paz y la serenidad de espíritu.

> Vivir en el presente es lo que te traerá más momentos felices. Aunque anheles un resultado determinado para tu vida, no esperes a que se cumplan tus deseos para ser feliz, porque lo triste de marcharnos de este plano no es que sea pronto o tarde, sino que no hayamos sabido saborear cada instante.

Acepta y expande tu magia para disfrutar plenamente de tu existencia y hacer de la menopausia la mejor etapa de tu vida. Ya hemos visto que la menopausia está muy lejos de la vejez y que te queda por delante mucho tiempo para seguir saboreando la vida en su máximo potencial. Que así sea.

> De este modo, el día que sepas que tu partida está próxima coincidirás con la vida en que es tu momento, porque supiste saborear el tiempo que te fue concedido.

¿Y ahora?

Ahora que has acabado el manual, vuelve a leer en orden los ejercicios que has realizado a lo largo de todo el libro y fíjate en las fechas en que los hiciste. Cuando leas tus respuestas de nuevo, recibirás nueva información de altísimo valor sobre ti misma, puesto que lo harás desde una nueva óptica que te sorprenderá. Es mi deseo haber conseguido inspirarte y transformarte en tu mejor versión, haciendo de esta etapa del climaterio la mejor (hasta ahora) de tu vida. Tal vez, como yo, hayas tenido una vida en general feliz. Aunque haya habido épocas duras, como lo fueron para mí la década de los treinta a los cuarenta años, en la que me sentía muy sola y no conseguía tener una relación de pareja bonita y duradera. Pero todo tiene un sentido y la vida es muy larga. Lo que sí puedo asegurar es que hoy en día, a mis casi 50 años, me siento más feliz, plena, segura de mí misma, confiada y agradecida a la vida y a todas las personas con quienes me he cruzado y a quienes permanecen en este momento conmigo. No todo es perfecto para mí. Se trata de haber tomado la decisión de sentirme así para siempre, buscando mis propios recursos y de querer aprender. Cada día.

Me gustaría darte las gracias por haber confiado en mí y en mi material.

> Y te pido que, si conoces a alguna amiga que se encuentre en una situación similar a la tuya, le regales este manual, si a ti te haya resultado transformador y positivo.

¡Cuidémonos entre nosotras y cuidemos el mundo!

Quiero agradecerte el tiempo que hemos pasado juntas compartiendo este material para hacer de la menopausia la mejor etapa de nuestras vidas. Deseo que el amor te rodee y que la luz guíe tu camino.

AGRADECIMIENTOS

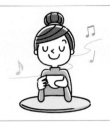

El primero y más enorme de todos los agradecimientos no puede dirigirse más que a mi querido padre, cuya alma se ha empeñado en acompañarme a todas partes y propiciar que mi vida se haya dado la vuelta como un calcetín en un par de meses.

Gracias, papá, porque no sólo fuiste el mejor padre que yo podría haber tenido, que me enseñaste tanto a través de tu ejemplo como correspondía a la persona tan excepcional que eras, sino porque aún sigues a mi lado, empeñado en revelarme los misterios de la vida y de la muerte, para que pueda ampliar mi comprensión sobre la existencia y vivir mi vida con plenitud para el mayor bien de todos.

Mi segundo agradecimiento va destinado a mi querida madre, que, aliada con el espíritu de mi padre, aunque ella no lo sabe, ha propiciado este maravilloso cambio que ha sucedido en mi corazón y que se refleja en mi vida. A tus 85 años eres todo un ejemplo de superación personal y apertura a lo nuevo para seguir aprendiendo y cultivándote. Te agradezco muchísimo lo bien que me has cuidado en el postoperatorio y los caldos de huesos tan deliciosos que me has preparado cada día.

También quiero agradecer a mi sobrina Sara.

Nunca olvidaré los días que me cuidaste en el hospital, con tantísimas atenciones que excedían los más grandes deseos que yo pudiera haber albergado. Y lo bien que nos lo pasamos, cuando me hiciste esos vídeos con esas conversaciones tan divertidas al llegar a la habitación tras haberme acabado de despertar y aún medio grogui por la anestesia de la cirugía.

Además, he sido bendecida con la colaboración de varias de mis alumnas y amigas en la elaboración de este libro. Primero apareció Carmen CR, cuando me regaló su maravillosa interpretación de la canción de la tanguista argentina, Eladia Blázquez «Con las alas del alma», además de aportar su testimonio personal en uno de los casos clínicos del manual. Lo que sentí al escuchar la interpretación de Carmen es que transmitía exactamente los valores de la mujer que ha hecho de la menopausia la mejor etapa de su vida.

También deseo dar las gracias a Feli, Mercedes y Adela, otras tres personas que comparten su historia personal en este manual. Muchas gracias por vuestra confianza y colaboración altruista, enriqueciendo el material con vuestros casos clínicos personales.

Deseo dar las gracias especialmente a Teresa, en primer lugar, por tu generosidad al enviarme tu caso clínico y acordarte de mí al ver aquel curso de Mireia Grossmann en Instagram. Contigo comencé a ver la luz, como he narrado en detalle en uno de los temas del manual, pues me había comprado el día anterior, sin que tú lo supieras, un libro de esta misma autora, desconocida para mí hasta ese momento. Sin saberlo, estabas siendo el canal de una interconexión o, como a mí me gusta llamarlo, sincronicidad, que aportaría muchísimo a este manual.

Mónica Charles es profesora de yoga en Marbella. Es una mujer a quien le encanta aprender cosas nuevas y ha hecho varios cursos sobre yoga terapéutico, biomecánica y movilidad. Aparte de ser una gran amiga, me ha ayudado muchísimo con la revisión del manuscrito al milímetro, incluidas las partes relativas a la terminología más técnica, actividades físicas propuestas en la etapa del climaterio. Está especializada en yoga funcional: además de la flexibilidad típica del yoga, se centra en trabajar la fuerza y la agilidad de las articulaciones para recuperar la capacidad de movimiento que vamos perdiendo con el tiempo y la vida sedentaria. El objetivo no es hacer posturas, sino poder movernos mejor y de forma más segura en las tareas cotidianas, evitando las típicas lesiones y dolores, y ser independientes a medida que vamos envejeciendo. Su página web es la siguiente: https://monicacharles.yoga/. Muchísimas gracias por tu paciencia al revisar este manual. Pero, sobre todo, por hacerlo con tanta dedicación, cariño y minuciosidad, para que esta obra ofrezca, en todos los sentidos, lo mejor de sí misma a mis alumnas.

Y he querido dejar para el final a Laly Tort, una antigua alumna del máster vegetariano que impartí antaño, a quien he tenido la suerte de conocer en persona hará un par de años. Laly es terapeuta nutricional y autora del blog Cruditeka, y fue otra de las alumnas a quien me atreví a pedir su colaboración para la realización del manual. Con ella siguieron dándose las sincronicidades tan divertidas que descubrimos con Teresa y que mejoraron sensiblemente la calidad del libro que tienes en tus manos.

Te doy las gracias de corazón, querida Laly, por tu entrega desinteresada y tu enorme dedicación al manual. Pero, sobre todo, por lo bien que me lo he pasado contigo, con nuestros audios de *whats* interminables, comentando las anécdotas que no paraban de sucedernos y aportando nuestro punto de vista, en colaboración, para que verdaderamente este manual cumpliera su propósito y consiguiera que las mujeres que lean y practiquen lo que aquí les proponemos se transformen en las famosas WHIP.

Disfruto mucho cuando me rodeo de personas honestas, trabajadoras, generosas, cumplidoras, sinceras, capaces, con tanta cultura y tantas ganas de superarse y de seguir aprendiendo, además de tan bellas por dentro como por fuera. Como te dije un día, Laly, tú para mí eres una amiga, pues siento una completa admiración por ti, además de un enorme agradecimiento.

Carmen, Feli, Mercedes, Adela, Teresa y Laly, algunas alumnas y otras amigas, que han colaborado en este manual, son un ejemplo de las mujeres en quienes nos podemos convertir si nos entregamos al proceso del cambio que corresponde a este período, realizando dicha entrega con alegría para hacer de la menopausia la mejor etapa de nuestras vidas.

Agradezco enormemente al equipo de Ediciones Obelisco a través de su sello OB STARE, su confianza en mi trabajo y su trato tan amable y cercano, una vez más. Especialmente a Anna Mañas, Juan Bejarano y Enrique Iborra. También a mi querido amigo y diseñador gráfico, el Sr. Raulito, por haber traducido las ilustraciones al castellano.

Para finalizar, te doy las gracias a ti por tu confianza y tu entrega. Ojalá haya podido acompañarte en tu camino como mereces. Recuerda siempre que eres una mujer única, valiosa y digna de lo mejor. Pon en práctica los consejos de este manual y recuerda realizar todos los ejercicios, poniéndoles fecha, para releerlos cuando llegues al final. Cualquier cosa que necesites, estoy a tu entera disposición y es para mí un verdadero placer atenderte.

Ana Moreno
Madrid, 14 de febrero de 2023
ana@anamoreno.com

 Gracias de todo corazón. Os deseo lo mejor.

ÍNDICE

Otro título de la autora
publicado por Ediciones Obelisco.

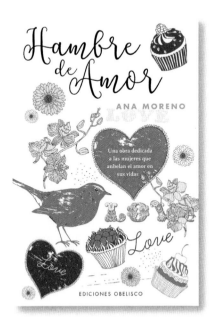

Hambre de amor es una obra dedicada a las mujeres que anhelan el amor en sus vidas. En ella, relacionamos el comer desordenado, o sin consciencia, con la confusión respecto a lo que es el amor, dado que el amor y la comida nutren, pero también pueden ser nocivos e incluso adictivos. Y las adicciones, especialmente las dietéticas, son una manera de enmascarar el dolor que percibimos cuando nos sentimos hambrientas de amor.

En este manual aprenderás qué es el amor, cómo amarte, cómo amar a los demás, cómo expandir la esencia de tu energía femenina para recibir amor y permitir que tu vida transcurra apaciblemente. Y también sabrás como gestionar esas conductas que nos hacen sufrir, como el apego, la posesión, la dependencia, aprenderás a mirarte en el espejo de las relaciones, a poner límites y a comunicarte de manera no violenta.

La lectura de este libro te encaminará a convertirte en una mujer mucho más alegre y feliz. El hambre de amor es, en definitiva, hambre de una misma. Por ello buscar el amor no consiste en encontrar otra persona sino en encontrarte a ti. Cuando eres tú misma el amor que buscas ahí afuera nadie se resiste a abrazarte.